我是公主，
我有病呻吟

我與可惡的乳癌和動輒得咎的自我意識拚鬥的人生

I'm sick therefore I whine.

覃正萱／公主———著

認識公主
像是已經一輩子的事

KOL 作家　Nikki 小閃

從英國回台灣，第一份工作就是跟公主一起，她是主管，我是下屬，只記得當時畢竟年輕，對於主管處於一種對待長輩的狀態，能避就避！能躲就躲！殊不知進公司大概兩個禮拜後，收了一封來自公主、收件者約莫部門裡十幾個人的信件，主旨是「Let's party」，內容是「等我紐約出差回來，一起唱歌吧！Dresscode：Abercrombie！」就這樣開啟了奇妙的友誼，接下來的每個週末，我們都是一起度過，一起唱歌、一起玩、一起分享所有喜怒哀樂。

記得二〇一二的那一年，公主和虎哥決定要去上海發展，盛大的狂歡farewell 又超展開，我跟熊二姐 aka 阿布也沒在客氣地直接訂了機票說要去上海住他們那、找他們玩。

一切都很美好，世界運行得好，我們也好。

直到二〇一三年某天，阿布突然打電話問我晚上下班要不要一起吃飯，公主、虎哥回台灣了，當時只覺得突然但沒多想，記得晚餐約在一家超好吃的泰國餐廳，碰在一起打了招呼，一切依舊如往常一般，

吃喝說笑到一半，公主突然蹦出一句：「我生病了！下星期會拿到報告，看接下來該怎麼辦……」

接下來，就像書上說的一路走來，堅強但敏感、任性卻也勇敢，持續不變的愛漂亮、愛BTS，還有對時尚的堅持，這就是公主！

從一開始上下級的關係，一直到後來成為了KOL，在工作中彼此扶持，生活上也是永遠聊不完，什麼都可以聊的好友知己，甚至是我兩個孩子的粉紅色乾媽！知道公主在又要經歷人生中另一個大變化——出走美國、忙碌搬家整理新家之際，拚命寫完了書，很驕傲，驕傲自己又多認識了一位新生代暢銷作家，而且更驕傲的是——這個暢銷作家是我超級好友，很熟唷！

其實在閱讀的同時，我數度闔起書，必須抬頭往上看，才不讓眼裡的淚掉下來，這個來自中文系、擁有堅強寫作能力的作家公主，她的文字，其實沒有要催淚，是用一種自嘲自娛的方式敘述她的一路走來，但因為跟著經歷過，見過她被摧殘地虛弱無力但努力站起來的勇氣，怎麼看都是滿滿的敬佩與感動。

希望閱讀的你們，也跟我一樣能感受到公主的堅強、任性、美麗，生病並不需要都是正能量，只要能量有發出來，一切都會好的，我想這也是公主想跟我們說的。

有氣無力、慢條斯理
只是她的保護色

時尚觀點自媒體人　凱特王

認識公主時，其實沒想到她比我大幾歲，因為她的外表與穿著真的很難讓人聯想到實際的年紀。之後，我們經常在 IG 私訊互動，才知道她的「年代」與我幾乎相同。在茫茫的 KOL 眾生中，不禁油然而生志同道合的欣慰。

不久，她成為我的同門師妹，進入了同一個經紀公司。也因為同門的緣故，我才有理由單獨約她出來吃飯而不顯突兀。席間，我找到一個適當的時候切入，聊了我當時困擾但無人請教的問題。我問她：「罹癌那時候，會希望身邊的好朋友怎麼對妳？」

彼時，我最要好的朋友還在跟癌症搏鬥，在她生病的這一年中，我感覺自己被她有意無意地推遠。我想關心她，卻又不知道怎麼去做，內心萬分膠著。她聽完我的問題，沒意外，只是緩緩道出自己也有過「不想見任何人」的想法，並告訴我：「依著她吧，因為除此之外，她在生活裡幾乎沒有任何作主的餘地了。因為她所面對的那些治療，沒有一個是她能說不的，沒有一個是別人可以替她承受的。」

我看著她，說出了與她五彩繽紛穿衣風格極為違和的一番話後，才發現，在她每一次有氣無力、慢條斯理地開口表達時，其實都在用自己的那一點點「喪」展現本該在這個年紀應有的成熟。沒有什麼大道理，也沒有什麼勵志的部分，卻足夠說服人。這是我身上沒有、且令我非常欣賞的性格優點。切換到日常，她整個人則給人一種沒有年齡感的感覺，彷彿她到了七十歲還是會這樣穿，染這樣的頭髮，做這樣的造型。

光是想到她會一直堅持這樣的風格到老，不知道為什麼，想著想著，嘴角便微微上揚了。

美麗的誤會

四十一歲罹癌，在現代社會已不是罕見的病例，事實上我常常在醫院見到看起來只有二十幾歲的女孩，也跟我一樣戴著假髮進行化療。

癌症患者的人生，應該可以很簡單的就分為兩階段：確診前與確診後。因為，即便是所謂的治癒，也會有著苦與痛的過程，而這是只可能淡化卻不可能遺忘的。

確診的那一刻，就是崩壞的開始，心理素質的強悍度，確實與患者接下來的生活品質息息相關，但也有我這種美麗的誤會，使得一位負能量爆棚的病患，無心插柳地成為了許多人的加油站。剛開始很抗拒的我，現在則是逆來順受（？）接受了這個新身分——大家口中勵志故事的主角。

人如此渺小，不可能掌握眼見所有，雖然患病前也整天在為賦新詞強說愁，從青少年時期自我意識慢慢浮現之後，就一直都在與心靈、自我、思想及這彷彿既定的世界潛規則產生矛盾、不斷質疑與爭鬥，罹

癌後也沒有不這麼做，但是，這八年，的的確確地，我在好多時候都不一樣了。而數度特別有感觸的是，新增了能夠對人們產生影響的能力，讓我既惶恐又驕傲。

所以，因為我整夜未闔眼地完成二校，而幾乎是沒有思考地寫出上面這些文字，你認為這本書會很嚴肅嘛？

如果你是甜甜圈，你知道一定不會的（眨眼）（表示我們有默契）。而如果你不是甜甜圈也不想當甜甜圈，我則很單純地請你看看這位曾被張曼娟老師當掉現代小說的白目中文系學生，用多麼平實而缺乏寫作技巧的筆觸（或許應該說鍵盤觸？）跟你聊聊天。

聊聊我，聊聊我這八年，以及聊聊我永遠的三十八歲。

Chapter One
厚臉皮地自詡為時尚界的宅女小紅

Chapter two
那件人生中的大事

Chapter three
八年後，我打算怎麼過日子

Chapter Four
關於我動輒得咎的自我意識

在《我是公主，我有病呻吟》中
被 cue 出場的人們

鄭老師

家母，我的媽媽，一位比我還任性、自尊心勝過一切的女性，她說她是她自己，她不喜歡人家叫她覃太太、覃媽媽，喜歡被稱呼為鄭老師。

覃伯伯

家父，我的爸爸，那位與鄭老師共結連理的男士。

道爸

家弟，從高中開始就常常被認為是我的兄長，事實上不知道從什麼時候開始他就已經比我成熟有成就，連行為舉止相處模式都像極了兄長（我沒有說是因為外表喔）。

兩道

道爸的雙胞胎兒子，我的姪子們，我生命中的小天使，因為族譜排序而名字中有個「道」字，我們都以兩道稱呼。

虎哥

夫婿，孽緣，上輩子欠他的，他說他上輩子欠我的，總之我們這輩子互相還債，至今十年有餘。我的發文中最受歡迎的系列「殺夫的一百種理由」的那位男主角「夫」。

覃奶奶

我的奶奶，湖南軍閥之女，在戰亂的年代與爺爺帶著四歲的家父離鄉背景至異地生活，後又有了兩子兩女，一生只愛過爺爺，年輕時的回憶彷彿小說般好聽。

閃姊

十年前的同事，後來雖然沒有繼續一起工作，但整群好友持續著不變且更見親密的情誼，我生病後每週來家裡當陪玩妹妹，後來以時尚 KOL 老前輩的身分帶我參加各大活動，也在我以 KOL 身分正式發展為事業第二春的路上，給予我最多幫助的好友，甚至連懷孕時都被我強制預定腹中孩子為乾兒乾女。

阿布熊二姊

十年前一起工作一起玩的團體中，跟我有業務直接相關的同事，後來成為聊得來的好友，生病初期從檢查開始就只有阿布和閃姊知道，開刀後主動提出來看我，於是跟閃姊一起成為我的週五陪玩妹妹組，我們曾經組過團隊熊麻吉，阿布是二姊。

我不具名但相交二十餘年的好友

相信她不會想要我提到她的名字，我們曾一起努力，她曾經被我影響了生活、我們曾有多年未聯絡對方、但恢復聯絡之後每天都要用訊息說點話，沒有對方會非常寂寞，我非常依賴、手機裡的聯絡人名稱一直是 BF P 的那位，不是戀愛對象，也鮮少吵架，但冷戰後我會在生日那天哭著傳訊息質問她「說好的永遠當我的朋友呢」的人。

咪母

二十年的好友，母胎美人卻有著水瓶座的不羈與幽默感，興趣是到處趴趴走和美食，想拐騙她的話，用食物當誘餌成功率極高，也是我第一對乾兒子乾女兒雙胞胎的媽媽。

熊麻吉大家族

以當初的熊麻吉三姊妹衍伸發展出的家族，包括我們的夫婿、子女，好友，群聚時超過十五人（所以我們好久沒有大聚會了啦想哭）。

Chapter One

厚臉皮地
自詡為時尚界的
宅女小紅

媽媽說絕對不要發誓
以後不要跟怎樣的人結婚

小時候媽媽說過很多話，例如端午前不收冬被、中秋後才會變冷、書要唸得好也要會玩，還有絕對不要說我長大絕對不要怎樣怎樣。

但我是誰？我是妳親生的女兒啊鄭老師，妳有多不易滿足的心靈，我就有多離經叛道的行為，妳說的話，當年的我哪句聽得進去呢？

可想而知，現在的我，跟小時候媽媽殷切盼望長大後能夠看到的那個我，是有多麼的不同，那個我媽媽 aka 鄭老師希望看到的優雅、有氣質、滿腹經綸、聰穎過人、工作有成就但也沒少玩過的一位醫生或律師或高知識水準菁英，完全八竿子打不到一起去。

爸爸因為工作的關係，長年都派駐在外縣市，我和弟弟就是鄭老師一邊教學生一邊教大的，如果我為人處世有還覺得過得去的地方，不能

說我爸爸沒有功勞，但大部分是鄭老師給我的教育及影響。但若有不可為外人道的黑歷史呢？那絕對跟我爸媽無關，真的都是我自己搞出來的。我不是刻意要為鄭老師或我的家庭塑造什麼冰清玉潔的形象，但是我們家真的是再單純不過的小康家庭，爸爸媽媽盡力將他們能給的最好的都給足我們，我們的童年，絕對是在心靈與物質方面都不虞匱乏的。

小時候的某一天，我跟媽媽說，那個叫爸爸的男生一回來家裡味道都變了，我尤其不喜歡廁所的味道，因為他每天早上都要邊上廁所邊抽煙，那個廁所，我拒絕使用，還有，我覺得裝滿煙蒂的煙灰缸超噁心的。

而且我長大以後才不要跟抽菸臭臭的人結婚。

鄭老師說：「歐，女兒，千萬不要說什麼你長大以後不要怎樣怎樣的，尤其是跟妳婚姻有關的事情，因為妳越不要怎樣，宇宙就會越給妳那個怎樣。」

我才幾歲啊，懂什麼呢？左耳進右耳出，把鄭老師的話當耳邊風，她接著舉了很多例子包括她的理想型一直是高高瘦瘦、斯斯文文、溫柔體貼、學者路線的男生，論外型的話就是當時紅翻天的楚留香鄭少秋，帥氣的臉蛋最好長得像劉德華，才氣的部分就是李宗盛與孫中

山。

孫中山？

是的你沒看錯，鄭老師就是這麼與眾不同，她教公民與道德，後來我們青少年的時候她用寒暑假的時間每天新竹台北通車來回，因為她想要得到師大三民主義研究所的碩士學位。酷吧，因為孫中山。

到這裡你一定想問我了。

「那個，不好意思，請問，令尊大人，是否為身高 185 公分風度翩翩、溫柔體貼、學富五車的大帥哥？」

我爸，從泛黃的照片中看起來，是長得還滿好看的，但絕對不是斯文優雅的那型；我爸，性格急躁、說是風就是雨，家裡一刻都坐不住，算是見過世面，但當然不是孫中山先生的那種格局；我爸，日常生活的確是有求必應，我媽一個寒冬半夜在當年科學園區剛開發的新竹說她突然好想吃酒釀，我爸就立刻出門，一個多小時後回來時帶著他去硬逼小吃店賣給他的一瓶酒釀，我媽吃兩口後就任性說吃不下了。但我爸不算十分溫柔的男性，是個典型的水瓶座，以獨特的思考模式與世界接軌；我爸規規矩矩上班，不擅長玩手段，不願意做落人口舌的

事情,這個不是很滑溜的人,似乎也跟我媽的理想型有點差距。

我媽說,她小時候說過她絕對要跟玉樹臨風的高個子結婚。

於是,她大一就被我爸給把走,班對四年、交往六年,相處三十年,我爸跟我媽一樣高,165 公分。

所以說,後來我在發現虎哥愛漂亮但有時候偷偷不洗頭、一邊開車一邊挖鼻孔、吃東西的時候聲音大得我聽不到 waiter 問我什麼、講話ㄖㄌ不分、中文英文台語都自帶一音節發語詞,以及其他種種的時候,我都想到鄭老師 aka 我媽媽千叮嚀萬交代我的那句話,

「千萬不要說妳以後才不要跟這種人結婚呢,因為妳一定會跟這種人結婚。」

嗯,媽媽說的話真的要聽進去。

我收集的星座們

因為鄭老師 aka 我媽媽是位情感滿溢的女子，有著無比浪漫的少女情懷，所以當年嫁給了初戀（應該是吧，如果我沒記錯），一畢業沒多久就結婚然後生子，讓她一直心有不甘，不甘自己那無處安放的多情，只給了家父一人，年輕時沒有好好地玩她個夠。所以，從很小很小的時候開始，鄭老師就常常告訴我，不要太早結婚，男朋友多交幾個多比較比較沒關係的。

大家不要誤會鄭老師，我覺得她只是希望我能認識更多的人，並且更了解自己適合跟什麼樣的人在一起後再與他廝守終生，而不是教我對感情不負責任。但自小就被親母不斷洗腦的我，雖然沒有特別立下宏願，例如「我以後長大要交一百個男朋友」，但對於愛情，我是很敢投入也很敢不滿意就分手的，畢竟我媽都一再說男朋友多交幾個沒關係，我看男朋友不順眼，當然是拍拍屁股就走人。

多年前的有一天,我們一群女生好像是在討論,自己最怕遇到什麼星座男,講著講著,我赫然發現,十二星座中,我好像沒有跟射手座和摩羯座交往過。

嗯,對,只有射手座和摩羯座。
‧‧‧‧‧‧‧‧‧

我的夫婿是天秤座,最容易吸引我的是水瓶座,在一起讓我最快覺得無聊的是金牛座,最會逗我開心但翻臉像翻書我最害怕的是雙子座,溫柔得像水一般的是巨蟹座,大氣炫耀女友的是獅子座,彷彿靈魂伴侶的是處女座,神秘兮兮而且有一天會突然爆炸的是天蠍座,容易因為妳不經意的行為而感到受傷的是雙魚座,至於牡羊座吼,其實我跟那位交往了一年吧,但因為是十幾歲的事情,年代久遠,我真的忘了細節,只記得當初大家都還蠻熱情的。

關於以上的一語帶過,並不就是我跟這些星座們的所有,不管是什麼星座,我們都是互相吸引、經過了最可愛的那段曖昧時期後,才確定交往的,我沒有要把對方與自己曾經付出過的感情和時間就這樣簡單定調。人生嘛,總有幾段比較刻骨銘心的愛情,我也不例外,有現在想起來就感嘆的,也有猛搖手說不要再來了的那種。

可能我從小就跟弟弟一起長大,而且我跟媽媽弟弟關係很緊密,如果

沒有跟男朋友或同學在一起，我就會跟著我弟。好啦我知道啦已經很多人罵過我了，年輕的時候我就是個黏人精啊，除了晚上回到家可以自己看書然後睡覺之外，其他的時間都需要有人陪伴，所以可想而知，我如果跟男友關係差不多了，可能也不會好好處理，而是拖著等到有了新對象才離開，無縫接軌是我的感情基本規則，但，有一段戀情，後面沒有接上，還讓我傷心了蠻久的，至今難忘。

有一位巨蟹座，他不高不帥，因為爸爸是韓國華僑，所以長相比較特別及有個性一點，吸引我的是他的柔情似水、無微不至，我們可以聊音樂、聊電影，他是法文系的也去過英國，所以有許多我感興趣的小故事可聽，他會耍點小白癡、講點周星馳，然後我們就漸漸地愛得要命，愛到正式交往沒多久，我就留宿在他家離不開了，如膠似漆同進同出。

他家蠻大的，因為是山上的別墅，所以爸媽住三樓，他和弟弟住二樓，兄弟兩的房間各自都有個二十來坪，大衛浴小客廳大陽台一應俱全，所以當時覺得我們其實在他的房間裡就可以過一輩子。只是，韓國華僑的家庭，與韓國人有點類似，就是父母為尊，而家人之間的關係必須要緊密，所以，熱戀期後漸漸開始面對許多現實問題，例如要花很多時間跟他的家人相處、雖然男朋友本身熱愛烹飪但我不能只是站在旁邊等著吃、以及很多其他我這位連自己爸媽話都不聽的叛逆女兒做

不到的事情，然後我們會為了這些事情爭執，隨著一次又一次爭吵，慢慢地把感情消磨了。

在一起兩年左右的某一天，我們又為了類似的事情大吵了起來，連男友的媽媽和弟弟都來勸架了，我哭著非常生氣地離開了那個家，在這兩年內有數度吵完架我跑出那個家，但後來他都會來接我回去，那一次他沒有。

我等了又等，始終等不到他的電話、訊息或任何當時只要隨便給我一個小小的台階，我一定立刻連滾帶爬地順勢下來回到他身邊，但都沒有。我傷心欲絕。直到有一天，我下班回到家，我爸跟我說有包裹，我毫無防備地走到房間一看，二十個紙箱，整整齊齊地放在我的房間裡。

我崩潰了。

然後我想，原來，時間是可以具化的，兩年，就是二十個紙箱啊。

誒？不是要講星座，怎麼講起我的心痛？

現在都不痛了，沒事，但我永遠記得我走到房門口那一瞬間，看到

二十個紙箱，我那兩年纏綿悱惻的戀愛，巨蟹座啊巨蟹座，我的二十個紙箱。

啊，對了，有件事你們一定會問我，十二星座交往過十個星座，表示我有九任前男友嗎？

傻孩子，是誰告訴你同一個星座只能交往一個的？

關於我的
「微恐婚」

收集了十二分之十的星座男，談了二十多年的戀愛，我終於才在快四十歲的時候決定結婚，當時虎哥其實是不想結婚的，我則是覺得，好像越來越難換到滿意的男友了，小我三歲的弟弟都跟十年女友結婚定居上海了，我好像會越來越寂寞，並且虎哥當時長住我家也沒付房租，我還因為跟他在一起不方便跟別的男生往來，這樣時間久了好像有點吃虧，所以就給虎哥二選一，結婚或分手。

但其實我是有點兒恐婚的。

不要誤會，我不是不婚主義者，我想無法一個人一直過日子的我，終究還是會結婚生子什麼的，只是我一直很怕被婚約困住。

情侶關係，跟對方的家庭不一定要有很多互動，能互相理解並且保持

良好關係是最好的了，但如果真的不投緣，不要見面就好；可一旦結了婚，就沒辦法真的說不管就不管，在真正放棄之前，我想每個人都還是會盡量地努力融入。

我雖然一直都很叛逆，但父母親都與原生家庭和親家之間的關係，都有一定的密切度，尤其是家父最重視家族情感和姻親間的情誼，所以我雖對自己爸媽都隨意任性，但一直都被影響著，若結了婚的話，夫家的親戚們也是必須尊重並且要得體相待，這點對我來說，其實是個束縛，因為我就是個希望活得自在的人吶！自己的爸媽說的話都不見得覺得中聽了，別人的爸媽一定會說出讓我不想聽的道理吧？對於這件事，我蠻恐懼的。所以，難忘的巨蟹座，才會當時多麼愛，後來就多麼痛，因為他就是跟原生家庭完全不能分開還要住在一起的人，我認真試過了，我真的沒辦法。

自知是個挑剔的人：伴侶不能被放飛，但絕對不能太愛管我；對方的生活習慣，小至洗完手有沒有擦乾再碰觸任何東西尤其是門把，大至對於工作的企圖心與對伴侶關係的平衡態度，都會是影響我對於那段感情重視的因素。我怕吵，卻又喜歡出去玩；我挑食，但是從小就被爸媽富養味蕾（不是昂貴的東西，而是我覺得好吃的東西）；我重視生活品質和細節，也希望伴侶對過日子不能太隨便；我懶而且我有富貴手，但我又很怕環境髒亂。

自己一個人的時候，很簡單，我做我想做的事情就好，我工作賺錢給自己花用，爸爸的經濟不但不需要我負擔，還時不時給我個紅包或零花錢。但如果兩個人要一起生活的話就複雜多了，對吧？誰負擔家用？家裡東西壞了誰修理誰買新的？其實我本來是毫無懸念地認定男方都會主動處理，這不是因為我有迂腐陳舊的觀念，而是因為我爸爸、我叔叔、我姑姑、我阿姨，他們的家庭都是這樣的，所以我從沒想過會有不同的做法，直到我認識了虎哥（這個章節不是虎哥的主場，我們先不用給他滿滿的大平台，我會在後面章節讓他當第一男主角的），以及其他諸多的事情。

既然我這麼清楚，那些我擔心會成為伴侶之間相處上的問題，在每一段關係都會或多或少的出現，實屬正常，為何還是有點恐婚？

因為「離開」會變難。

當情侶的時候，可以多相處、甚至同住以了解對方更多。如果，在這個過程中有哪個環節不對了，那，不管哪一方，談好或不談之後，帶著行李，拍拍屁股走人就好。但如果結了婚呢？第一個就會想到，若搬回家要跟家人說明這些事嗎？他們不可能什麼都不問吧？所以有時候連吵架都不敢回自己家，只好可憐兮兮地在外面閒晃。有孩子了，爭執要顧及孩子，如果孩子跟伴侶感情不錯，又會不忍心把孩子帶

走，但也捨不得離開孩子吧！那根本是進退維谷的局面。還有財產呢？不要說我太現實提及於此，但離婚後尤其帶著小孩，若缺乏經濟支援，也是很辛苦的事情啊。種種原因，讓因為無法繼續相處下去而離開這件事，變得比沒有婚約時，難太多了。

我就是因為怕自己後悔，所以遲遲不敢真正考慮結婚，一直拖著。直到，我「無縫接軌」的那個縫越來越大，在認識虎哥前就快要跨不過那個大縫，因為年紀也長了，適合交往的對象越來越少，跟我年紀相仿的或比我大的，多數已婚或有穩定關係；年紀比我小較多的，是有交往過一些、但又覺得跟他們在一起我好像大姐姐，真格說起來他們到了想結婚的時候我可能更老了。最慘的是萬一交往了一段時間，對方不想跟我結婚呢？我豈不是又要重來？那別說無縫接軌了，我看「縫」應該要大到我買張機票坐飛機才飛得過去吧？

所以其實，雖然結婚是我給的虎哥二選一選項，也雖然他選了結婚，我心底深處還是有點害怕的。當年我工作正忙著，同時積極地開始處理婚禮的事情，虎哥最大的好處就是他對結婚細節都沒意見，我喜歡什麼風格就什麼風格，我愛在哪裡辦就在哪裡辦（他只看帳單，而且我們說好禮金是全數拿來支付婚禮開支的，包括戒指、蜜月旅行，他覺得很公平，因為我姑姑叔叔都很疼我會包不少的），但我想，我還是非常恐懼會後悔，所以其實婚宴當天早上兩人還大吵了一架，我哭

著說不要結了，在最後一刻才被虎哥哄好帶著超腫的眼皮和泛紅充滿血絲的眼睛前往婚宴會場。

後來我用了十年證明，年輕時曾經擔心的事情都會發生，我也的確常常感到後悔，但我也真的沒有離開，法律對伴侶關係的幫助，就是讓我學會了忍讓和包容。

我想，虎哥也是（吧）。

♔

殺夫的一百個理由
被迫募集中

婚前，發現了男朋友有著自己不喜歡的地方，總天真地覺得還有機會改，總覺得日子久了也許會不一樣。而且如果不能改變，還可以選擇離開。

婚後，才發現男人比女人還懂得「裝」，即便我跟虎哥交往兩年、也同住了兩年才結婚，我以為在這兩年中如果他有改變，那就是改變了，結果根本沒這回事。到戶政事務所登記完，隨著日子一天天過去，他就慢慢地做回了他自己，常常讓我氣到抓狂，懷疑人生。

他常常跟別人說遇到我是他人生最苦的事，我才要大聲疾呼，可惡的男人有種你婚前就一直無上限做自己，不要耍陰險的招數來匡我，讓我以為你變得比較討人喜歡了啊！

每天都讓我翻白眼的,就是打嗝、放屁和吃東西很吵。我真的是一個五感比較纖細易受影響的人,奇怪的味道、嘈雜繞樑 in a bad way 的聲音、視線所及看到不舒服的畫面,都會令我非常的阿雜。大學時,曾經因為一個剛交往的男生吃麵的時候吸得很大聲而與他分手。現在,我怎麼會落到如此田地呢?

常常我很生氣想發洩,但又怕愛面子的虎哥看了不高興,所以我對他的抱怨,會發在二十四小時後就會消失的限時動態,偶爾極氣,我想趁他睡覺張開嘴巴大聲打呼的時候,用枕頭悶死他,但後來都左手拉住右手阻止自己殺夫。「殺夫」及「左手拉住右手」這個概念哪兒來的呢?就是我的心靈導師宅女小紅在提到工程師時常常會用到的動詞,而我,因為每次發動態#殺夫的一百種理由時,都會有許許多多人妻、女友來呼應,並且交換欠殺夫婿的事蹟,不知不覺變成好多甜甜圈喜歡的一個不固定單元了(固定的話可能就真的殺掉了),大家還建議我出書時主題就寫殺夫的一百個理由呢。

好的,我現在蒐集了幾個呢?讓我整理一下曾經記錄下來的那些。

1. 不知道為什麼嘴巴停不了,老愛講一些沒意義又會惹怒人的話,懇請教育部在未來國民義務教育期間考慮開課教授男性學習「閉嘴少講兩句,你不會死」的生活技能。

2. 只要是跟他自己無關的事，就別指望他了，因為他不靠譜到極點，有次感冒想休息但晚點需要起來發文，千拜託萬拜託請他務必八點叫醒我，結果十點我自己驚醒，一到客廳看見他睡得比我還沉。

3. 一次告訴他我感冒了，很不舒服，因為是週末醫院不看診，所以請他去對面藥房幫我配個藥先擋擋，他到了藥房傳 Line 給我說沒開，並且問我「你很急著吃嗎？我需要去別家藥局買嗎？」我頭痛欲裂加上眼壓高到眼睛都睜不開之餘真的很想問他，「不然呢？我半夜十二點再吃你說好不好啊虎哥？」

4. 放假在家我就慘了，成為他精神虐待的唯一對象，要不就一直講無聊的話，要不就鬼打牆同樣的事，每次都被搞得很想拿大刀從他的頭正中央劈下去，讓他像漫畫裡的人一樣，變成兩半然後分開倒下。

5. 用完馬桶不放下坐墊，半夜睡得朦朦朧朧，一坐下掉到馬桶裡那個瞬間，除了驚嚇加上感到噁心，還需要清理自己才能再繼續睡，真的是立刻就想回臥室用枕頭悶死他啊。

6. 花灑用完不切換回蓮蓬頭或水龍頭模式，導致一開水就淋個落湯雞，我本來可能只是要沖個腳，結果連頭髮都要洗了重新吹乾，如

果趕著要去做什麼事之前發生這件事，會不會想把會罵的三字經全部罵三輪還覺得不夠呢？

7. 不換床單和被套。每次都要千拜託萬拜託他幫我一起弄床，他擺張臭臉之餘還一直發脾氣，十年來沒有一次例外，床單都被他睡臭和變色了，我不明白他到底為什麼這麼不在乎乾淨的床？

8. 結婚十年，到現在，還在公公婆婆點菜的時候說萱萱不吃這個不能點，不吃那個也不能點，那哥腦袋裡面是裝豆腐渣還是什麼呢？一直告訴他我絕對有東西可以吃，不要在他父母前面這樣，他非要次次如此，唯恐天下不亂嗎？

9. 他要的東西，就一定要立刻幫他處理，如果沒有立刻處理一定會狂問狂逼，鬼打牆然後生氣，說自己不被重視。其實他的目的只是為了要趕快拿到他想要的東西罷了，根本不在乎其他的情感以及其他人的情感。

10. 我怕吵，而且有睡眠障礙，虎哥認識我十多年了，不至於不清楚這些吧？但他起床後就會盡情揮灑自己的色彩，能出聲音的物品他都會讓它們發出聲音，然後打開電視讓對剛醒的我來說有機關槍般威力的新聞大聲播放，或者我還想多睡一點他卻一直找我聊

天。真的是發了好多脾氣，他才好不容易記得，但虎哥是什麼？他是荒野裡的一匹狼啊！他要忘記一切隨時都可以，所以我隨時都有可能被他的吵鬧搞瘋。

11.喝酒是開心的事，但應該有本領喝多少再喝多少，每喝必醉，每醉必影響我睡眠，這件事實在是讓我太困擾了，還好，現在的他，已經不太常大喝特喝了，這點，必須要說他真的有改變。

12.凡事嫌麻煩，連順路接他太太回家都常常不願意。第一次約會的時候，在一〇一吃完飯，他說他要送我回家，我客氣的說我家蠻遠的應該不順路，知道他回答什麼嗎？「要送的話哪裡都順，不想送的話哪裡都不順。」當年講得這麼好聽，害我被他甜言蜜語給騙了，現在連捷運站都不肯來接！說好的天涯海角都很順呢？

13.個性有夠幼稚，兩道在臺北的時候，為了我給亮亮一個小夜燈，生氣地說：「他用得到嗎？我才用得到欸。」我忍著氣，拿了另外一個小夜燈，幫他接好電線、放在床頭，默默走出來，他才沒有繼續盧下去。

啊，以上才十三個嗎？其實還有很多的，有時候事情發生了但我沒有以文字發洩，或者沒有標註 #殺夫的一百種理由，所以沒有留下證

據，但可以肯定的是，要認真算的話，早就可以殺了，到如今還在募集中，我應該是潛意識地不想讓自己太早動手。因為本身愛好自由，如果殺夫就要去坐牢，牢裡的生活我肯定會沒辦法適應，所以我盡量放寬標準，讓一百個理由累積得慢一點，不然，我應該早就上社會版了吧？

不過，我還是會繼續募集的，等到集滿一百個理由……虎哥，保重！

去他的天作之合
忍讓與包容才是愛情的終極答案

談了近三十年戀愛（對，我談戀愛的日子比你們其中某些人的一生都還長），收集了十二星座的十個星座，在各種年紀與各種心態下與另外一個人試著當伴侶，讓我在結婚前就完完全全地領悟到，天作之合這件事是不存在的。

兩個人個性相似可能在好的時候加分，不開心的時候倍數扣分；兩個人個性迴異可能在很多時候也許反而互補。所以我們會見到各種各樣的伴侶——看起來般配的、看起來絲毫不像同一個世界裡的，但都成為了伴侶。

世界如此大，你和他選擇了對方做伴侶，這不是命運，什麼才是命運呢？

曾經看過一齣韓劇〈Run on〉，不是我最喜歡的燒腦、辦案、黑道、法律等主題，而是輕鬆清新的愛情小品，男女主角分別是家境優渥的短跑國手與獨立自主的口譯員，本來根本八竿子打不到一起，但卻在了一起的情侶。短跑國手以前不看電影，但因為口譯員超級愛看電影，甚至常常擔任小眾非主流電影的對白翻譯工作，國手自己一個人的時候，想到口譯員曾跟他聊過的電影或書籍，就會去翻閱或觀看；同樣的，口譯員也摸索著，學會對國手提出直白的問題，用他熟悉的說話方式跟他溝通，慢慢兩個人都發現了世界上更多自己未曾碰觸的新宇宙，也經過互相了解、溝通後，找出了舒服的相處模式。雖然我後來因為有點忙只看到第十集就沒有繼續了，但這齣實實在在在探究兩性關係及愛情的劇其實很耐人尋味。

我成天掛在嘴邊的就是「這世界上沒有完全契合的兩個人」。每個人都是獨立的個體，不可能跟另一個人沒有所謂包容就可以變得關係緊密，所以不管是什麼樣的伴侶相處，都絕對需要磨合以及雙方的誠意退讓。

年輕時我覺得退讓沒面子而且我沒有必要委屈，「我幹嘛要配合你啊你誰呢？男朋友我不滿意交別的就好了。」後來隨著年紀漸長而且將自己推入愛情的墳墓，其實我不只一次想離婚，離婚協議書親筆手寫過不知道幾百次，但還是跟同一位男性在一起超過了十年。剛結婚

的第二年，是我最想離婚的時候（喔不，第三年、第四年……去年，每一年都是），但總之，我還是在這段關係中生存下來了，儘管目前還是有許多的殺夫時刻，但尚未收集一○○個理由前我決定還先不動手。

我要說的是，沒有什麼「我打從心底就只愛著你只想著你、生活的一切都是你」，人最愛的都是自己，但如果對方願意為了維持關係或讓你感到被重視，而改變某些事，這就是愛情了無誤。沒有愛，哪來的願意改變；沒有愛，也不會有悲傷與思念。若還能做些什麼、願意為對方做，就做吧，因為這就是愛啊。

「十年修得同船渡，百年修得共枕眠。」此話老得掉牙，但好像確實是那麼回事兒。

會這樣想的我，應該還算是個無可救藥的浪漫派，但多年婚姻後已對少女情懷半放棄，因為從相處中了解了，愛其實不是那麼純粹地只有愛，還有很多別的事也是愛情的附屬品，因為你與他人的愛情結合，讓兩個不同的家庭以及成員產生了關係；你們的愛情也許有了結晶，兒女的誕生及教養也會是很重要的一件事；為了生活或其他的現實玩意兒，你們將會有更多相左的看法及作法，雙方不見得能夠完全認同對方，喔不，雙方一定會有很多時刻不認同對方，在這些不認同的

狀態下，如果處理與溝通的方式不夠溫和，就會將感情漸漸地消磨殆盡。

所以，真的別再執著於什麼天作之合，而一直覺得其實已修得的共枕眠，不是你應該在一起的人了，因為即便你找到了，有一天你也會想著——當初我為什麼會覺得自己跟他很合呢？

忍讓及包容，才是浪漫愛情的終極答案。
・・・・・ ・・・・・・・・・・

當然，如果已鞠躬盡瘁還是無法繼續相處，就殺子他吧，就平和地結束吧。不是也有句老話說「因了解而分開」嗎？

本來是無神論者的我
現在有了信仰

相信 follow 我一段時間的甜甜圈們,都知道我是 BTS 防彈少年團的粉絲,防彈粉絲們有個名字叫做 A.R.M.Y.,我就是個忠實的阿米。而相較於以前只看美劇偶爾看日劇,這幾年的我大追韓劇,也會被長腿單眼皮歐巴們迷得不要不要的。

二〇一四年被老友咪母以〈來自星星的你〉推坑後,從沒看過韓劇的我,就在生活中多了一部分以韓劇替代日劇及美劇的樂趣。本來,各種戲劇以及電影,都是擅長逃避的我,最快以及最有效的緩和情緒捷徑。不管是殺夫意識高漲、保姆日常身心疲累、或者是人生中無法避免的怒與哀或煩躁,都可以藉著進入不同時空環境,立刻很入戲地,起碼在觀看的那一段時間裡,跳脫現實世界中的自己,達到舒緩的功能。

後來，也在因緣際會之下，不小心開始研究了 K-POP 男團，這對我來說也是一個人生的里程碑，因為以前除了不看韓劇，我也不喜歡 K-POP，但總之人生會有轉捩點的，當時應該就是重要的人生轉捩點。一開始時是 EXO，後來看很多跟 EXO 有關的討論文中，會開始看到 BTS 防彈少年團，再加上一直是韓國通的阿布熊二姊告訴我，BTS 已經開始是大勢男團，我就對他們產生了越來越濃厚的興趣。

聽了當時的幾首代表作以及看了 MV，第一個感覺是：「哇，真的是少年團啊，很年輕，很有活力，而且有點屁孩感。」

但隨著深入研究，了解了 BTS 音樂的類型以及強調原創，以及他們從七個人住在一間擠滿上下舖的小房間開始，苦練多年甚至忙內（團體中年紀最小的成員）隻身從釜山到首爾當練習生時才十三歲，二〇一三年出道時他才十五歲，根本還是個孩子，而且剛出道的兩三年，團體沒有獲得很多人氣以及被欣賞，在競爭激烈及淘汰率極高的南韓流行音樂圈，有太多沒有成功發展的團體了，所以，成員們都有過心理糾葛、傷心失望、想放棄等等念頭過，但在成員以及這個小小的、沒有背景的經紀公司老闆與工作人員的一起努力下，一首首別具魅力的單曲發行、一張張鋪梗燒腦的專輯出現、強度越來越高的刀群舞、以及成員們的個人魅力慢慢地被更多的粉絲喜愛，而許多有著想法以及故事內容的音樂，更是吸引我的地方。重點是，這個七人團體，粉

絲們一直笑稱為「被偶像身份耽誤的諧星」，他們的自製綜藝、或者他們極少卻精挑細選上過的一些綜藝節目，都是我一看再看、百看不膩的解憂良方。

好，我可能有點太渴望讓大家了解這群目前才全員滿二十歲沒幾年的少年們吸引我這位 38+ 女性的原因，後來他們數度獲得全美音樂獎、葛萊美音樂獎、成為 Billboard 排行榜上常駐團體、擁有二十六隻 Youtube 觀看破億的 MV，甚至被 UNICEF 請到聯合國去演講、兩度 Times 時代雜誌封面……這些就先不提了（這不是都提了嗎？）

「看完後呢？」你問。

這些讓我很急切想知道發展的燒腦懸疑劇、輕鬆的浪漫愛情劇、探討生活中不管是瑣碎平凡還是重大事件的人生劇，或者是 BTS 一場精彩得讓我激動無比的演唱會，我看完這些以後，會怎麼樣呢？

當然不可避免的，還是得面對生活及困難，但，在他人的故事裡，活著感受著，確實是我的忘憂秘方，且快速有效。此藥方什麼都好，就是有個副作用，我相信各位劇迷或粉絲都可能會有的──若劇中男性顏值很高，看完以後也許會對身邊男性不屑一顧。

不過啊，我就是靠劇和電影和防彈維持婚姻的啦，因為就是那些不屑一顧，免去了許多本來會發生的矛盾與衝突。本來因為兩人的個性差異以及價值觀懸殊而一觸即發的緊繃婚姻關係，就這樣的，不知不覺過了十年了。而我本人，也就這樣多活了很多個三十八歲了。

我不知道你們，但我，真的是這樣的。神奇嗎？其實很多甜甜圈常在我發完殺夫文時私訊我，他們也差不多是這樣的。

於是，我本來是無神論，但現在我是 BTS 的教徒。那些帥得不得了的男生們，像是李敏鎬啊、朴敘俊啊、金宇彬啊、張基龍啊，他們根本是人類的救星啊！真的不要懷疑。

年輕時把信任額度都用盡
所以現在盡情地懷疑男性

有二十個箱子、讓我戀戀不捨的那兩年，當然也會有雖然義無反顧投注了一些青春在裡面，卻怎麼都不會想重來一次的戀情。

我的第一位水瓶座男友，也是除了虎哥以外在這世上我相處過最久卻無血緣的男性，我跟他大學兩年多，工作兩年多，總共交往了五年，前陣子我還跟甜甜圈們分享過這段青澀卻又超級八點檔的故事。

認識時我還是學生但他已經是社會人士了，在外商銀行擔任外匯選擇權的交易員，不算大帥哥，但長相乾淨討喜，身材精瘦結實，每次見到他都穿著淺色的 Polo Oxford Shirt 配條 Chino，整個人清清爽爽，相較於學校的男同學們是多麼的不同啊！他會開車帶我去北海岸兜風，我們可以任意挑選想去的地方吃飯，而且他的工作讓我好崇拜，拿著企業老闆的資金動輒多少錢上下的，腦子一定要很好才能勝任的

是不是！這樣的男性對於一位本來就對學校課業不是很有興趣、對同系男同學也大部分都無心動感的、不小心考到中文系的女生，是多麼有吸引力，很快地當然就開始與他談起了大人般的戀愛。

對方是看歐美市場的，傍晚才上班，所以白天我都翹課跟男友在一起，晚上他去公司，我就回家做些自己的事情（不包括唸書），剛開始很開心，看到他總是小鹿亂撞，想起他每每臉紅傻笑，能認識這麼聰明能幹又賞心悅目的男生，我怎麼想都覺得很幸運。年輕嘛，每次看電影票根都留著，去哪裡玩的入場卷、傳單也都裝在那個畫滿小汽車的小箱子裡。在年初就買了一盒卡片，每逢特別的日子就拿出來寫一張，但不交給他，到了年底，把整盒卡片一起作為耶誕禮物送給他，用心得連我自己都快要愛上我自己了。

爸爸媽媽給我的經驗是，職場發展對男性是很重要的，所以，雖然他週末老是要加班或者是參加老闆召集的活動，我失望但都讓自己盡量表現得成熟點、體貼點，可是時間久了，還是漸漸感到不能接受。

「老闆沒有自己的家庭或生活嗎？為什麼幾乎每個週末都得陪他？」
「外商公司不是應該更注重員工的假期嗎？為什麼你的單位不是這樣？」

如此這般的疑問和爭吵越來越多，雖然我老盲目地說服自己是我不懂事，我是學生不能用我自己的生活方式去揣想已經上班而且正要積極發展的社會菁英，但假日幾乎消失、有一次去他家發現我的日用品被收起來了、有時候白天在一起時會有來電但男方明顯講話口氣有異、到暑假時告訴我他將去中部的一個山上禪修……我怎麼想都不對，結果回來時曬黑了身上有游泳褲的印子，我再笨再盲，也沒辦法給自己交代了。

還是一句話，年輕嘛，我也不知道哪來的勇氣（當年梁靜茹還沒有給任何人勇氣喔），我跑去那個禁忌的地方、也就是他的公司決定直球對決，當然我不是去鬧，我趁對方不在時，以他生日為藉口送蛋糕過去，我想知道會有什麼結果。

猜猜看是什麼？

因為他還沒去上班，他同事請他女朋友來代收蛋糕。

好的，細節就不多說了，雖然我自始至終沒有親眼見到他女朋友，打電話給男方時他還想裝傻，但反正後來知道他們交往了六七八年之類的，還是公司有名的金童玉女，那位女友第一次跟我講電話的時候，用大姐姐的口吻說：

「喔你就是那個送蛋糕來的漂亮妹妹啊,謝謝你耶,不過吼,他這個人就是很容易讓女生誤會,很多小女生都會不小心喜歡上他,其實他沒有別的意思啦,他就是對女生比較親切。」

「但是,他這樣對我親切快兩年了耶!」

女友明顯愣住了。我自己也不知道要怎麼辦,後來好像就是互相提供了一些訊息,以證實了男生跟我們說要陪老闆陪親戚上課禪修的,都是跟另外一個人在一起。

當然我很氣很氣,但畢竟年輕,也是第一次談一個超過一年的戀愛。事發之後正逢我去教練場學開車,他每天跑來坐在後座,我和教練都極尷尬,有一次甚至我在練習倒車入庫的時候,他在車窗外聲淚俱下地跪著叫我原諒他……嗯,你問我可憐的教練怎麼自處嗎?其實教練後來只要看到他一出現就說他去上廁所了,所以,教練不在現場,還好。

後來考到駕照之後,我們好像過了一陣子就重新在一起了,對方甚至為了取信於我,買了房子搬來我家樓下,很有誠意吼?!

但是,我這輩子再也不可能相信他了,在後來相處的兩年多,我們吵

得比以前更頻繁，發生了更多八點檔的情節，不管是我史無前例的情緒失控，或者是對方好像真的就像他前女友說的「很容易招人喜歡、讓人誤會」，我常常在出差回來後就要繳個兩三萬電話費，以及我自己工作越來越忙、然後認識了別人，就遵守了自己的愛情規則，無縫接軌地跟新的男朋友在一起了。

其實照理說水瓶座是不囉唆不糾纏的，但當時對方好像不知道為了什麼過不去的點，還竊聽我的電話、找人跟蹤我之類的。鬧了一陣才真的完全的沒了聯絡。

所以，男生要騙我嗎？厲害的話一次兩次可能可以，有些手法比較拙劣的，我幾乎是想笑著勸他們再練練，而我呢，也不再委屈自己告訴自己要體諒、要站在對方的立場想，我只要覺得一咪咪不對，就放膽懷疑下去，畢竟那幾年，我什麼扯的沒聽過？現在你要跟我扯，得找些我不知道的新花招才有可能成功喔。像好朋友她老公開始不對勁的時候，我早早就提點過她，她當時說相信他，但後來還是離婚了；我還曾經發現一對情侶偷偷交往，連他們的朋友都不知道，直到快結婚公開了，我才得意地證明了自己好厲害好會懷疑呢。

Chapter Two

那件人生中的大事

工作之於我

也許是鄭老師給我的影響、也許是奶奶給我的影響（是的，現在 cue 的是我初登場的奶奶），或許是我的好勝心和倔強性格，我總是想要做得好，面對事情如果不低調不出聲，就要高調地有成有績，小學畢業時獎狀是一大疊的我，自我表態沒有中間值。

既然 cue 了奶奶，說說她好了，因為我非常喜歡聊她的事情，聽起來像小說般的人生。

奶奶是在湖南長大的，她的爸爸是當地的軍閥，對，就是我們在歷史課本與電視劇裡看到的那些軍閥，聽說他有個可怕的外號叫唐剃頭，不過我們就姑且稱呼他唐大帥吧。唐大帥有軍隊，最親近的軍隊就養在自家後院，聽奶奶說她們家比一個大學校園還大，結婚的時候唐大帥送她家門口的幾條馬路當嫁妝，應該就是以後當包租婆的意思吧。

有些大小姐們，像奶奶的妹妹、我的姨婆，就是標準的軍閥家女兒，每天打扮漂漂亮亮，休閒活動就是打麻將、去聽歌、跳舞、玩樂，可是我奶奶以前是很特別的，她去了湖南女子師範學院唸書，後來當了一陣子音樂老師。

大學剛畢業的時候，有一次家族旅行和奶奶一起去香港玩，我跟她睡一個房間，奶奶說起當年的事，我津津有味地聽著，問她：「那妳以前真的像那些電視劇、電影裡面的女生一樣，穿藍色上衣黑色裙子白襪子、綁著兩個麻花辮嗎？」

奶奶說：「對呀，上學的時候就是穿那樣。」

畢業後從住校改為搬回家住，唐大帥一樣在後院裡養了一票他手下最優秀的軍人，有一天晚上，奶奶為了不知道什麼事到院子裡，居然看到大冬天的一個年輕帥哥光著膀子在擦澡，對，那就是我風流不負責任但長得帥又舌燦蓮花的爺爺。

奶奶說：「哎喲我唸的師範學院都是女生，哪有近距離看過光膀子的年輕男子，長得好看，我的心臟噗通噗通跳啊！」

我問奶奶：「然後就一見鍾情了嗎？」

奶奶說：「對呀，他長得好看嘛，當時又是我爸爸（也就是唐大帥）手下年輕又表現出眾的軍人。」

看到這裡，大家已經覺得很像看電影了吧？但還有。

我問奶奶：「可是妳不是有去當過老師嗎？還有去上學有可能認識別的男生啊？」
奶奶說：「有是有幾個，但都是通通信，像筆友一樣的，沒有這麼近距離的接觸到。」

而且我想，日久更生情吧，沒事就看到那個男生在附近出現，應該毫無疑問就偷偷愛上他了。但爺爺呢？爺爺當初因為唐大帥說，姊姊（也就是奶奶）該結婚了，所以就跟奶奶結婚，結了婚以後立刻以二十七歲的年齡授勳成為了最年輕的上校，夫以妻為貴，就是這意思吧？老家在山上的爺爺十四歲會去報考軍校，應該就是因為環境不甚優渥，而攀上了公司老闆的女兒，立刻就變成太子爺囉，在那個亂世，老闆要給女婿個上校當當，應該也是剛剛好而已。

後來，到台灣來了，剛開始家裡還有司機、傳令兵、侍衛官什麼的，奶奶生活很無聊，只好生一些小孩，以及跟眷村那些軍官太太們打麻將消遣，但爺爺開始在外面花天酒地，包養小三，月俸後來都不拿

回家了，奶奶有整整一個月沒有爺爺的消息，就自己一個人去找他，結果在軍校門口親眼看到爺爺和「那個女的」，而奶奶本來安排打發時間的一份文職，沒有繼續下去，就也很放逐自我地成天打麻將度日了。

那天晚上，在香港的 Hotel 房間裡，我躺在奶奶的旁邊，她說：「小萱，女生要有自己的工作，要能養活自己，不能靠男人，男人是不能信的。」愛了爺爺一輩子的奶奶、在爺爺過世的時候哭得撕心裂肺，說以後自己一個人怎麼辦的奶奶，語重心長地對我說了貌似是她以一生歲月悟得的真理。

有這樣交代過的奶奶，有雄心壯志無處伸的媽媽，身為長孫女、長女的我，自然是走一個什麼都得出色的路線。

所以，工作，就是我的人生重心，雖然我很沉迷於談戀愛，但工作對我來說一直都是最重要的，因為工作表現所得到的成就感，足以讓我每天有積極的想法，努力學習以及付出，遇到困難去解決，盡力達到希望的目標。

直到媽媽過世，我也在轉職後遇到 SARS，結果大受打擊，消沉且逃避了一陣子，才再度回到職場。這次回歸，我平和多了，沒有那麼患

得患失了，更能夠面對工作上各種困境了，所以，後來我又慢慢地茁壯為那個要做就要做得好的我，而進化成一個講究盡量不加班、盡量理解同事、也同時重視自我的 2.0 版的我，一直到二〇一三年在上海發展，也是懷抱著積極尋求更多可能性的心態。

這就是我和我的工作，我沒有孩子，在二〇一三年六月之前，工作就是我的孩子。

習慣僥倖與逃避
終於讓我攤上了大事

我呢，其實是蠻了解自己的一個人，但常常逃避現實，或者自動調整為無腦無意識模式，結果做出很多白目的事情，若事後想：

「我是真的不知道這件事的答案嗎？」
「我是真的不懂這狀況的處理方式嗎？」

就會清楚發現，雖然有時候屬實，但真要摸著良心說的話，大部分都是我放任自己得到的結果。

對，即便連自己在逃避、僥倖，其實心底都是明白的。

工作於我很重要，但也很沉迷於戀愛關係，所以在二〇〇八年認識虎哥之後，生活的內容就是工作及與伴侶相處，當然也有朋友間的來

往，但我的每位好友，都知道我和虎哥除了上班之外，經常是像連體嬰般同進同出的，跟他們的聚會也不例外。

二〇一一年初跟虎哥結婚，是我在那個階段的事業狀態趨向好的發展的時候，我工作的時候非常努力，也以正比的實際結果呈現了對工作的投入，而感情生活也從已經住在一起快要兩年的情侶，變成了正式的婚姻關係。雖然職場複雜、稍有宮鬥情節、工作內容也頗具挑戰性，再加上摻和了法律之後的戀人關係產生微妙的變化令我必須適應，但大致上來說，我是跌跌撞撞但前進著的，希望的也就是在當下行駛的軌道上，披荊斬棘地越走越順。

大約是在二〇一二年五月時，虎哥突然說，他確定要調去上海了，我很驚訝，雖然他在正式宣告之前有時不時提到，但我以為他都是說說，因為這傢伙很多事情都是說著說著就沒了下文，所以有些事我並沒有跟他認真，而且外派這麼重要的職涯及人生規劃，當然也不是隨口說說然後有一天就成真了吧？歐不，世界如此大，人如此渺小，我怎麼可以用我狹隘的個人觀念來看待所有的人事物呢？起碼對虎哥是不行的，因為他根本跟我來自兩個不同的星球以及不同的生活範圍，當時在一起將近四年顯然還不足以讓我摸清楚他的行事風格，我一直以為他是跟我開玩笑的，直到我看到他的調任通知截圖。

晴天霹靂。

因為我雖然是不滿足於千篇一律的清淡日子，每隔幾年就希望能換個地方住住不然會煩躁，但希望是在自己準備好了的狀態下進行，而不是被進行。

抗議無效。

好吧！去吧！我捨不得我的朋友們我沒去，但在他過去兩三個月之後，越來越多人告訴我，外派中國，太太一定要跟去，不然太容易出事了，還有我從每天與虎哥的連繫中也漸漸感到他的脫節，所以我也去了。

朋友們知道我要去上海，紛紛介紹他們的人力仲介顧問給我，當時那邊剛好一線品牌都在積極擴張，規模如此大的一個市場，正走到將採購／商品管理的單位獨立出來、需要資深 Buyer 或採購主管的時間點。所以，我即便後來已經開始上班、擔任義大利女裝品牌集團的採購經理，還是幾乎每天都會接到 Headhunter 的電話，約我談其他的機會。

人嘛，如果能夠有選擇，當然會在好的東西中，挑選最喜歡的那一個，

我也不例外，雖然當時香港籍老闆對我非常好也非常支持，幫助我以最小的衝擊適應了環境、也幫助我對於中國市場更加了解，但許多我也很喜歡的品牌紛紛招手約談機會，提供了更好的薪資條件，不誇張地說，真的是我選工作，不只是工作選我，這種感覺很棒的，就像當時天殺的虎哥在上海非常融入應酬文化，常常認識好多新的女生，偶爾還會喝醉了回家讓我接到女生打給他的電話和發的簡訊般，我們兩個在不同的領域上各自精彩著。

在上海，工作之餘最常做的當然是按摩，我一直以來都有按摩習慣，到那邊後更常去了。總約的是一位年輕按摩師，幫我服務了兩次之後，她問我有沒有做乳房的檢查，我都不在意。後來每次去找她，她都會再次提醒我，她摸到了東西，我應該去檢查一下比較好。

「我才不要勒，很多人都有什麼纖維囊腫的呀，那個不是沒什麼嗎？我才剛滿四十歲，一定也是那類的事啦，不用管它。」我如此想著。每一次她跟我說的時候，我都是這麼僥倖地想著。

但後來，右邊的胸部蠻明顯的有塊凸起，而且隨著日子一天天彷彿趕時間般的範圍越來越大，沒多久甚至側身睡覺時壓到會痛了，我才終於正視這件事。

當時是二〇一三年五月，跟每天身上都是酒味的我先生，商量好端午節回台北，順便去醫院做個檢查。先去了榮總，榮總的醫生說雖然目測是有東西的，但還是要安排乳房攝影、X光等必須的檢查，然而榮總病患非常多，我去預約時已排到了兩週後。

不行，我只請了一週的假，所有事情要在一週內完成，我還要回去上班，手上還有面試要談。

所以我換到人少一點的振興醫院，恰好排到了外科主任的診間，他一看就說肯定有鬼，一定要檢查，他立刻幫我插隊。於是做完檢查，我就離開台北了，等待振興醫院以電話通知報告的結論。

回到上海，我將最喜歡的那份工作，以還蠻滿意的表現談好了，但振興醫院電話通知我不妙，問題一定要處理，不然會更嚴重。雖然實際上病理的確診要等到做了組織化驗才能有大概定論，但我想，不管它是哪種妙或不妙的組織，正常人的胸部突然多了一塊會痛的突起物，開刀取出都是必須的。於是滿懷希望的跟台北約好時間回來開刀，希望盡快處理好再回上海工作。

但開完刀的數天後，醫生要約家屬面談，本來沒有要約我，不約我卻要談我的狀況是什麼狀況？我才不是那種讓家屬聽完再來傳達的人

呢！要說什麼關於我的事，不要背後偷偷摸摸說，得當著我的面說。（醫生竟然為了這個硬要參加面談的事說我很勇敢又樂觀，其實不是，我只是覺得這是我的身體誒，為什麼要把本人排除在外啊太奇怪了）。

總之，就是大家坐在會議室，醫生故作輕鬆地說我的檢驗報告出來了，確認是乳癌二期，但因為現在乳癌算是文明病了，女性乳癌致癌率高達 11%，大部分醫院都有完整又豐富的治療套餐，我接下來就可以出院，考慮選擇哪家醫院治療。

荒謬的是，回家後沒多久，我收到了上海 LVMH 集團 HR 的通知，他們已經把 Offering Letter 準備好了以 email 寄給我，請我看看內容有沒有什麼問題。

WOW，我、一次得到兩個重要的確認，一個是我得到條件很滿意也很有發展性的新工作了，另一個是我暫時不能工作了。

我很混亂，但我還是抱著一絲希望能趕快完成治療，跟新工作談稍晚 On Board，現職的公司那邊也得做個結束。

「不，沒這回事。」醫生說：「要先開刀，然後要化療還有放療，你

先放棄要趕快回上海這個想法吧。」

於是我的人生就突然地大轉彎了,在我本來要加速往前飆的時候。紅燈跟綠燈突然一起亮,我的人生小跑車,要怎麼繼續跑下去勒?

♕

跌落谷底毫無懸念
鎮日躺著流淚

我本來就情緒敏感，常常在意著細微的事情、或者因為某些人生中很不起眼的瞬間而卡住，套句虎哥每次說的話，就是「過不去」。

因為是金牛座？人家都說金牛座的缺點是鑽牛角尖；還是因為 A 型人？嗯……我覺得應該就是因為我既是金牛座又是 A 型、而且是鄭老師她女兒的緣故。看似活潑外放，初識的人老猜我是風向星座，個性一定瀟灑不羈，但我其實是那種會因為白天發生過的某件事晚上氣到睡不著的神經質人。

工作壓力大我會緊張，有時會失眠，但以前的我追求成就感、追求擁有看得見的成功，所以工作的壓力或因為錯誤決策導致自責，都還是因為長期的訓練以及對工作的熱情，會成功地消化掉。說真的我也一直都運氣相當好地，遇見很多好人，照顧我及給我機會，所以很多事

情，以前我都一直覺得「沒有做不到，只有要不要做」。

第一次被宇宙打敗，是二十九歲那年媽媽罹癌過世，當時媽媽才五十五歲，我每天晚上在房間哭，自言自語說的是「我見不到妳了誒，怎麼辦？」

以前總是逃離媽媽，想自由自在地過日子，但若真的要的話，媽媽還是在那邊的，我可以見到的。但二十九歲的某一天開始，約莫好幾個月，我每晚在我的床上流著淚睡著，因為我一直想著，我再也見不到媽媽了，我以後再也見不到她了。

那是二十年前的事情了，後來，我因為失眠而就醫，吃了幾年抗憂鬱及助眠的藥物，然後我停止了幾年，那幾年我不再需要藥物了。

直到二〇一三年七月，我確診的那天。

本來很無畏的我，很會逃避現實的我，堅持自己也要與家人一起，聽醫生宣布檢驗結果，聽到確診乳癌二期後，我其實是空白的，腦中沒有轟一聲，心裡沒有雷雨交加，我的整個人是空白的。

但很奇怪，後來的某一天，在家裡，陽光灑進客廳，我躺在沙發

上，身體蜷曲面對著牆壁，我沒有像平常一樣看 Law & Order 或 Criminal Mind，我就這樣面對牆壁側身躺著，我爸爸從門口進來了，平常我即便睡著也會轉頭敷衍他一下表示我知道他來了，但那天沒有，我沒有動。我爸爸先去找虎哥講了一陣話，然後來我躺著的沙發旁邊，彎著腰叫我。

我沒有回話，我沒有力氣回話，我沒有任何想回應的力量，我就是維持著側身背對我爸爸，面對牆壁地躺著。

我不知道我爸爸說了些什麼，因為我聽不到，我並不覺得自己有任何情緒，沒有悲傷、沒有害怕、沒有絕望，什麼都沒有感覺到，但眼淚就一直不停地流下來，絨布的沙發靠墊很快就濕了一大片，我的臉上好像亂七八糟的都是水，其實我也不確定那些是什麼，但我沒有力氣也不想拿面紙來擦，或換個姿勢，或做任何事，這樣維持了一陣子，我爸爸可能也覺得無計可施，只好知難而退離開了。

但我就這樣的一直用同一個姿勢，躺在同一個地方，不知道自己到底是什麼情緒，只有眼淚很努力地在分泌，哭多了眼睛痠可能就睡著了，醒來又開始進行以淚洗面的動作，不是出於自主意識地，也並非我能夠控制地。

這樣子的幾天了之後，我終於好像有點兒感覺了，我覺得好累，眼睛好累，好像不能一直這樣，所以我跟虎哥說，我好像需要幫助。

和信是治癌中心，醫院的一切都是為了癌症病患所設置的，我向主治醫生表示我需要幫助，主治醫生告訴我，沒關係，我幫你加掛身心科，外科的部分我們處理，你就與身心科的醫生談談你目前的狀況吧。

於是，我又開始了抗憂鬱和助眠藥劑的每一天，直到今天。

♔

我的媽媽
鄭老師

雖然我自己此生可能已經來不及生小孩，但隨著弟弟的雙胞胎兩道出生，以及好朋友們陸續結婚生子，我跟孩子們的接觸越來越頻繁，也越來越了解教養是多麼勞心勞力的事情。

爸爸因工作性質長年在外地輪調，自我有記憶以來，就是我媽媽 aka 鄭老師一個人牽著我或我們，回台北、回新竹、送上學、接放學、一面進行著她不擅長也不熟悉的烹飪，一面聽著年幼的我在她旁邊叨叨絮絮學校的事情，吃完飯要洗碗，還要帶著我們寫功課，她自己要準備第二天上課的教材或改作業。養育我們與教學生，就是她生活的全部。

別看我現在懶惰得要命哪兒都不肯去，小時候是個超級愛玩的瘋孩子，每天在學校都穿著裙子去盪鞦韆，因為想盪到很高很高，所以經

過地面的時候身體要壓得很低很低，每天放學我媽見到我的時候，我都汗流浹背，衣服和頭髮濕濕的黏在身上臉上，雙馬尾一高一低，回家洗澡時她無奈地問我為什麼玩到小內褲屁股處都是泥土，我還很理所當然地說明因為盪鞦韆要比同學盪得高，所以每次經過地面屁股都會不小心親吻大地。

這麼皮的孩子，當然會欺負弟弟，弟弟兩歲才從爺爺奶奶家接回來，等於五歲時家裡突然多一個愛哭的臭小鬼跟我分媽媽，我哪有辦法看他順眼？沒事就跟他打架。剛開始他小，大部分都是我佔上風，漸漸地他長大了點，畢竟是男生，國小的時候我就開始會被打痛了，很痛但不想認輸，所以繼續打，但有一天可能真的是有點打不下去了，於是我做了很令我媽驚嚇的事情。

身為父母都知道，如果你家的熊孩子突然非常安靜，那他們肯定在做需要立刻被關心的勾當。

我媽穿著圍裙走上樓來，看到我用我爸留給她防身用的童軍刀，抵在我弟的背後，姊弟兩個人都在大喘氣，我叫他不要打了，而他一動就碰到刀尖，所以我們就以武俠片裡決鬥的姿勢僵持了一陣子，直到我媽大叫「妳在幹什麼，怎麼可以拿刀子？」我們兩個才順勢結束這場鬧劇，後來有沒有被罵我忘了，但這樣的孩子，雖然小學時功課總

是第一名、每種才藝都得獎還代表學校參加全省的國語文五項全能競賽、當選新竹市模範生，在家裡時不是把弟弟打扮成女生，就是把弟弟打成豬頭，鄭老師當時不知道心裡有沒有警覺以後日子會因為我很難過。

媽媽大一就跟爸爸成了班對，交往六年，至媽媽過世時他們認識了三十五年，鄭老師是位多愁善感卻又胸懷大志的女性，大學畢業後為了愛情，她義無反顧地進入了婚姻，沒多久就開始為著我這個熊孩子忙碌，當年的她對我期望甚高，我想就是因為她有著很多未竟的夢想，只能盼我幫她實現。國中就開始了叛逆期的我，對於這種投射心態非常反感，對於思想與身體的自由都被箝制極度痛恨，即便她把我安排在她任教的學校上學我也不是完全的安份。制服不好好穿、頭髮不好好弄、每天聽 Madonna 害我爸氣得要死，因為娜姊在地上滾來滾去唱「Papa Don't Preach」。幸好成績還可以，後來聯考考到了新竹女中。

然後勒？然後我這輩子再也沒有認真唸過書了，我是說教科書、要考試的書，現在的我，跟我媽心中期望的我相去十萬八千里那麼遠，因為我既不是醫生、也不是律師，甚至連她覺得教育的完成度在研究所，我全都沒有做到。

以前，好氣好氣，氣我媽媽把她想做沒做的事情要我去做，小學時月考完下午，同學們都可以出去玩，第一名的我卻要在家罰寫因為粗心寫錯的國字，一個字一百遍；我媽媽五音不全沒辦法陪我唱歌，就教我背唐詩，所以我國小的時候就會背誦長恨歌與琵琶行；放寒暑假的時候更生氣自己是老師的小孩，因為她也放假，我們從早到晚都要排時間表，寫作業、背古文、寫書法、讀英文、甚至游泳及到巷口玩，都要照表操課。

但現在，看著兩道，看著好朋友們的孩子們，我常常想起當年的媽媽，結婚前連開水都沒燒過的那位少女，因著愛情就這樣開始她一輩子的一打二，偏偏還生了個像我這麼叛逆的熊孩子。如果是我，我可能把小孩丟掉離婚逍遙去了吧，但鄭老師，她學著當太太、當媳婦、當偽單親媽媽，仍然盡她所能的教養我們、陪伴我們，要再說一次若我的人格特質中有什麼還過得去的地方，不能說我爸爸沒有功勞，但很多時候絕對要歸功於我媽媽 aka 鄭老師。

媽媽生病時，我正愛玩，並沒有像弟弟一樣每天都關心著她，而是忙著談戀愛，忙著找尋工作成就。媽媽走了以後，我覺得被宇宙打敗，因為這世上真的有我無能為力的事情——我想見媽媽的時候，再也見不到她了。

記得媽媽第一次因為大腸癌要進手術房的前一天，我坐在病床旁，她輕輕地跟我說：「妳是我的天使，妳是上天派來給媽媽的小天使」。

我在進行化療時，回家後睡在媽媽曾經睡著的床上，同一個位置，看著天花板，我想著：「啊，這就是當初媽媽躺在床上時每天看著的天花板啊！」然後我想到媽媽說我是她的小天使，我傷心地對媽媽感到抱歉，遺憾當年的我，沒有在最後那段時間裡多陪她一點。

豬隊友

當你的人生伴侶宣布罹癌，你會怎麼樣？

你可能驚嚇程度不亞於對方，你可能覺得自己怎麼這麼倒楣，總之，不會是好的情緒，這是肯定的。

但，一般而言啦，不是全部，但一般來說，若是先生生病了，不管是不是癌症，太太們大多會盡心照顧，擔心難過如自己生病一般。換成太太們呢？這就得看個性了，有些先生本來就是比較體貼的，在受到打擊之餘會把自己能想到對患病的太太有幫助的事情，都一一做足；也有雖不那麼細膩，但很能夠扛責任的男性，他們雖然沒有辦法做到對太太們照護有加，但把太太的事情通通都攬起，為她好好處理，讓她起碼不用操煩紅塵俗世心無旁騖地生病。

我的夫婿虎哥是哪一種？

喔，他就是俗稱的豬隊友。

他盡力了，我知道，因為虎哥本是荒野中的一匹狼，瀟灑來去，不喜羈絆，自己的衣櫃每件衣服都疊得整整齊齊，一開車就糾正馬路上的每個寶，對於非義不公的事情都嚥不下那口氣，所以年輕時在公司甚至被長官開玩笑取名為「瘋狗虎哥」，由此可見他多麼自我、無懼、而且根本不在乎別人的想法。

這樣的一個人，在快四十歲的時候，因為女朋友說不結婚就分手，所以他就認命地結了婚，結婚沒幾年後，那位女性居然患了癌症，可想而知他的心裡該是多麼的崩潰。但能怎麼辦？因為她說，我是被你氣病的。虎哥有點心虛，再加上虎哥天生個性比較瞻前不顧後，也就這樣的（被患病的太太要求）自行請調回台灣，打斷了原來的職涯規劃。

虎哥怨不怨？他做，但他怨，所以身為病患本人，我有時候必須面對虎哥的情緒，甚至還得稍微給他點鼓勵。我一邊進行治療，一邊吃著抗憂鬱的藥，一邊看著有時真的有點楚楚可憐的那匹野狼，早上幫我做了起司蛋及沖一杯高蛋白放在餐桌上，叮嚀我不管怎麼樣一定要逼

自己吃一點東西，然後出門上班。我是感謝虎哥的，但虎哥的問題不在於他的日常，在於他會像三歲小孩般偶爾失控，當他失控的時候，病患我本人真的是很想殺了他再自殺。

跟客戶吃飯或跟部門聚餐，已經減少很多很多了，但難免會一個月有個一兩次，那些時候就是會讓他變身豬隊友的時刻，因為在虎哥的字典裡，出席就是要喝酒，喝酒沒有只喝一杯。所以曾經，在我剛化療完還在非常不舒服、連水都喝不下去的時候，他帶著滿身酒氣回家，進房間很高興地叫：「筆鼻！我回來了！」然後我就衝到廁所去吐了，但因為三天沒進食，我只是乾嘔。

有吐過的經驗嗎？有的話應該知道嘔吐會讓人有點虛脫疲累而且雙腿沒力，剛做完化療的我還自費買了每顆近千元的止吐藥每天吃，他老大給我帶著渾身酒氣回家，還開朗無辜地對著我呼吸讓我嘔吐到幾乎昏厥，這不是豬隊友，什麼才是豬隊友？

第一次開刀的時候，我沒有通知我爸爸，也不准虎哥告訴他的父母，因為我很擔心開完刀出來還在痛以及等待檢驗結果時，就要開始在病房接客。長輩們當然會說「不用起來，我只是看看你」，但大家都知道根本不可能只是這樣的，身為晚輩，我怎麼可能就閉眼休息？起碼你要跟他們說說話吧，所以，我禁止虎哥通知任何家人，好朋友只有

三位知道，就這樣，我進開刀房了。

你們猜怎麼著？被推回房間後沒多久，我爸出現了，然後我公公婆婆也要來，我，剛開完刀呢！全身麻醉未退，連生氣的力量都沒有。

公公婆婆第二天中午來了，公車坐了一個小時，提著大碗牛肉湯，以及婆婆自己煮的麵，爸爸媽媽這麼辛苦，虎哥當然心疼，命令我趕快喝婆婆帶來的牛肉湯，我喝了一口跟他說是辣的我不能喝，虎哥生氣了，氣我跟平常一樣挑嘴公主病，媽媽辛苦準備來的，我為什麼不能領情？

嗯，剛開完刀是不是盡量吃得清淡些比較好啊？還有，我、這輩子、從來、本來、就不敢吃辣喔！

公公婆婆離開醫院後，虎哥對我大發雷霆。我就虛弱地叫他滾，當然他沒有滾，但我氣得發抖哭到差點昏倒，整個晚上都沒有與他對話。

豬隊友的事情其實講都講不完，很誇張的也有，我就給他留點餘地不說了。我只能告訴自己，這輩子不要再做壞事了，希望起碼下輩子我生病的時候，如果跟虎哥的孽緣再續，他不要再重蹈這輩子的覆轍了。

當我飛往金星

治療期間的生活細節及心理狀態，有時候很清楚，有時候又覺得記憶斷層地空白，但，仔仔細細地琢磨的話，還是有那麼一些不堪回首的片段會出現。

開始時的不安，抱著一絲希望去開刀，醫生宣布結果之後的震撼，然後高度沮喪必須仰賴藥物協助；隔一個月又開了一次刀，接著二十五次放射線治療、小紅莓化療，化療要去六次，從第一次之後就都哭著不要繼續；越接近化療的日子就越害怕，頭髮大把大把地掉，自己手一撥就滿地，多到被自己嚇哭；做了兩次，第三次去醫院跟醫生說要放棄化療，回家被我爸大罵到我很久都不跟他說話，然後過了一陣子又鼓起勇氣去找醫生繼續；接著過了幾個月還在進行標靶治療的時候，頭髮長到約莫十公分的時候，檢查發現轉移到肺，於是又進行太平洋紫杉醇化療；然後又開刀切除肺中葉。然後，無止無盡的標靶治

療，不能停，目前累積了一百零二次，八年。

治療的時候，很無助，家人朋友能陪你，但沒辦法幫你緩解，一切都得靠自己。在打完藥回家怎麼躺都不對的時候；在什麼都不想吃吞嚥都困難還要硬吃點什麼的時候；耳朵嗡嗡叫聽到樓上又在不悅耳地練琴很想叫虎哥去把他們殺掉的時候；豬隊友不能體會你的不舒適還在做各種事惹毛你的時候；因為沒吃營養不夠而抽筋及呼吸過度被送急診的時候；因為要長期化療必須醒著聽醫生在你脖子附近埋一條人工血管的時候；化療導致臉長出斑、指甲發黑、連睫毛都掉了而感到不忍直視鏡中的自己的時候；因為化療免疫力下降導致顏面神經被細菌侵入而麻痺有半邊臉沒有辦法控制的時候；因為開刀切除部分組織所以很多喜歡的衣服都不能再穿的時候……好多好多的時候。

打了化療的第二天，就是痛苦的開始，已經因為要預防嘔吐的副作用，而自費購買了一顆九百元的長效型止吐藥，一天吃一顆，但還是要吃四次短效型止吐藥及胃藥，都吃了，的確沒有真正的吐了，但覺得好像有人在身體裡面用手緊緊拽住我的食道而且往下拉扯，所以會一直處於那樣的極不適感。

根本沒有食慾，就算想逼自己吃東西，也吞不下去，真正體會了食難下嚥，不是因為食物難吃，而是活脫脫生理上地無法打開喉嚨吞下

去。

整個人好像被什麼東西重擊過腦袋，無法思考、視線無法對焦、嚴重耳鳴，只能無力兼無奈地躺著，動也不想動。

幾個知道我生病的好朋友，通常我們每天都在 Line 群組時不時聊著天，但打完小紅莓的第二天到第五天，我會完全沒有慾望跟任何人任何事接觸，一直到好一點後，我才會回到群組，跟大家說我回來了。

第一次這樣的時候，他們都很擔心，問我「怎麼了」、「還好嗎」，我說：「我回到地球了，前幾天我在金星，所以與大家失聯。」從那之後，要去打針了，我就會告訴他們，飛往金星的太空船要啟程了，於是群組中若有人因為忙碌了一天晚上才發現都沒有接到我的訊息，就會問：「思嘉去金星了嗎？已經飛了嗎？」

現在聽起來，還蠻浪漫的嘛哈哈。

我其實也不明白，意志力這麼薄弱的自己，當初是怎麼過來的，只記得家人和朋友都幫忙了我許多；網路上已經很多人分享抗癌日記，也很多人勇敢把光頭造型給大家看，但我太愛面子也太擅長逃避了，足足過了四年才對世界坦承，我不知道我有沒有辦法現在就給大家看到

光頭照耶，我再想想吧。

總之、總之，人生無常，當我汲汲營營於工作希望有點成就感時，沒有料到自己沒有資格再去職場競爭了，當時很不能接受，但後來覺得也好，這幾年世界經濟狀況不甚好，二〇二〇開始還遇到了全球性的病毒傳染，每個工作都肯定是更難了，這樣不用背負壓力、每天煩惱業績達成率和商品消化率以及安全庫存，也是挺不錯的。

（但現在明明有無所事事的日子不過，又把自己逼著趕書稿，我是人格分裂還是學不乖嗎蛤？）

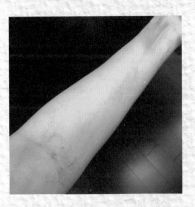

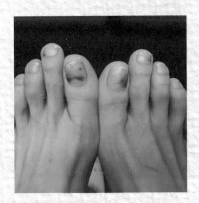

治療的時候，很無助，家人朋友能陪你，但沒辦法幫你緩解，一切都得靠自己。在打完藥回家怎麼躺都不對的時候；在什麼都不想吃、吞嚥都困難還要硬吃點什麼的時候；化療導致臉長出斑、指甲發黑、連睫毛都掉了而感到不忍直視鏡中的自己的時候⋯⋯好多好多的時候。

♔

好友們
謝謝

一直都很幸運，從以前到現在，總是遇到好的人願意做我的朋友。

我覺得自己其實很矛盾，雖然敏感，但有時候沒有共感；雖然情緒豐沛，但大部分的時候都很自私；對於人與人之間的距離，有時候拿捏得不太好，常常不太懂看眼色，而且對於他人的行為，反應很遲鈍。

基本上來說，我是一個接受多過付出、被愛多於愛人的朋友。

但是，俗話說的患難見真情，我極有感。在生病期間，那些關心我、並且付出很多時間陪伴我、幫助我的朋友們，我非常非常感激。

從第一次開刀，就開始被迫知道我的狀況的閃姊和阿布 aka 熊二姊，在這幾年中，沒有從我的人生中缺席任何一秒。開刀的時候，她們都

不斷傳訊息給虎哥來關心我，阿布也是主動提出要來家裡探視我的第一個人，我常常說自己住在鄉下，因為從信義區到天母耗時四十分鐘起跳，一個小時是平均值，坐計程車後來漲價到四百多塊錢，但阿布和閃姊幾乎每週五都會在下班後趕來，帶著我想吃的蛋糕、零食或飲料，我們會想一個簡單的主題自娛，有辦過假髮趴、髮飾趴、小熊趴、眼鏡趴，是的就只有我們三個偶爾加個虎哥，在舊家的客廳我們閒聊亂玩到半夜。

我們當時還自稱熊麻吉，以此隊號在社群界活動過，舉辦過二手拍賣，也曾經有過好幾千追蹤者的粉絲專頁喔，後來因為阿布 aka 熊二姊比較不熱衷社群活動，也因為我和閃姊各自都忙著個人的社群經營，所以熊麻吉專頁才關閉的。

其實在去上海之前，閃姊和我是我們這一群好朋友裡面，最沒有單獨相處過的兩個人，但後來閃姊和阿布二姊到上海找過我，我和閃姊才變得更熟一點，而生病後，我會往社群經營發展，一方面是我本來就有以文字抒發心情的習慣，另外一個最重要的推手就是閃姊了。

當時閃姐已經是有名的時尚部落客，品牌們都認識她，很多粉絲從以前無名小站甚至台北林客時代就開始追隨她，所以我做完治療，也開始有自己的粉絲專頁後，她約我一起去參加活動，剛開始我都是閃姊

的 plus one，名字叫做「小閃朋友」，是到後來慢慢的，才讓本來在業界不認識的品牌公關或公關公司認識我個人的。

如果阿布熊二姊當初沒有主動提出來探視我，如果我們沒有固定的聚會，如果閃姊沒有帶我一起出去玩，今天的我，會在幹什麼呢？我無法想像。

還有一個很重要的人，我們認識二十多年，當時的他好年輕才二十歲，但奇妙的就這樣一路做了朋友到今天。我曾經跟她一起開了一間小店，但不負責任地就丟了不管只顧著談戀愛，她為此 suffer 了很多。也因為後來生活方式的不同，我們有好幾年的時間沒有聯絡，直到我結婚的那天，她來了。我忘記我們有沒有哭，但最了解我的人生的朋友，就是她了，包括我所有的黑歷史，喝醉了她陪著我住在飯店，幫我抓住長髮我好抱著馬桶吐，了解我的每段情史甚至約會對象，她也是唯二見過鄭老師的我的朋友。我什麼都可以對她說，也許會被她 judge，我也有點怕被她 judge，但重要的事情，我都需要跟她說過以後，才會覺得踏實。

生病治療的期間，她也是幾乎每週都把休假獻給了我，從古亭站坐捷運再換公車，來到遙遠的鄉下，也是來之前都問我想吃什麼，她從遠遠的地方買了來，同時她也說，她來，不只是讓我見到她，也是給虎

哥一點解放的空間，因為我就不是把全部的情緒對著虎哥，他可以喘口氣。

後來，我迷上了BTS，想去看演唱會，於是就半強迫式地請她陪我去，她二話不說就答應了，真的是陪我去的，因為她根本不知道BTS是誰，演唱會前我還不斷叫她認團員，聽防彈的音樂，結果在演唱會現場，她因為本來就不喜歡群眾以及聲音的壓迫感還去吐了。這件事情，我覺得對她抱歉也不抱歉，因為她竟然開始跟我一起變鐵桿阿米了。直至今天，我們還是每天都會傳訊息對話，大部分是閒聊，有時候是交換生活內容，但更多時候是一起讚嘆或調侃我們的偶像。

本來是虎哥的朋友，後來變成我的好朋友，她們夫妻倆，也是寥寥無幾知道我生病的人，一直都很關心我，怕我不想見客所以送了花過來，讓我感到溫暖。這幾年來，只要是這群朋友的聚會，因為其他人都不知道我生病，所以她都費了心思默默地安排適當的場所或者會注意我的狀態。我有時候會跟她說，認識虎哥讓我唯一感到感謝的事情，就是我多了一對最為我著想的好朋友。

此時此刻，我真的很了解奧斯卡或葛萊美或金馬獎得主，他們上台致詞時的心情了。一一感謝，是感謝不完的，有為我帶來最多歡樂的劉董艾塔，我的高中同學蘭，聽到我生病就來我家燒一桌好菜給我享受

的莎，以及雖不知情但一直在那邊的公主幫。

好友們，我沒提到或提到了的好朋友們，謝謝你們。沒有你們，今天
不知道還有沒有我。

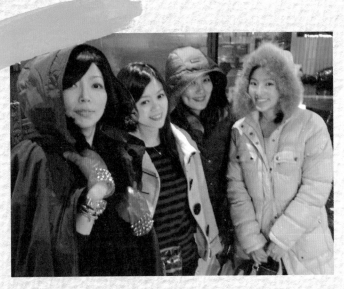

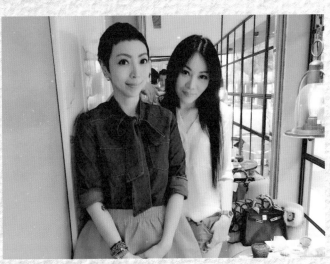

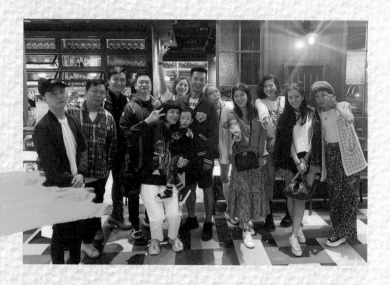

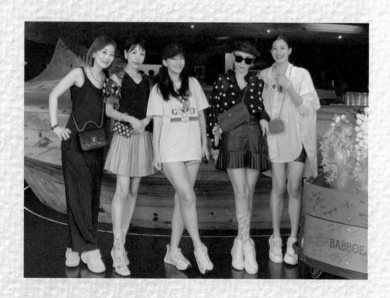

基本上來說，我是一個接受多過付出、被愛多於愛人的朋友。但是，俗話說的患難見真情，我極有感。在生病期間，那些關心我、並且付出很多時間陪伴我、幫助我的朋友們，我非常非常感激。

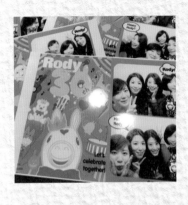

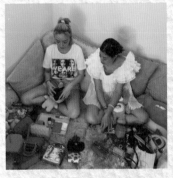

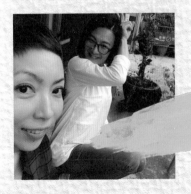

寧願美死
也不能醜活

第一次開完刀，在恢復期準備做化療的期間，個案護理師就建議我，可以先把頭髮剪短，因為也許進行化療後會開始掉髮，剪短了到時候比較好處理。

因為我罹患的是狀況還算好處理的乳癌二期，開刀時也只有取掉一組前哨淋巴，所以我的療程就是最基本的套餐：開刀切除變異組織、化療小紅莓六次，加上放療（或稱電療）二十五次。

化療小紅莓的六次是一個療程，每三週去打一次針，如果順利的話，十八週可以完成化療，而放療則是每週一到五都去醫院做一次，不算前置準備作業的時間是五週完成。對乳癌患者而言，放療的痛苦是較能忍受的，所以可以每天連續地做，但化療為什麼是三週一次，不是每週，也不是四週？

因為剛打完化療的前三天副作用最明顯最辛苦，三天後會從嘔吐、無法進食、天旋地轉、或其他讓你覺得生不如死的難受中慢慢恢復，但這時候藥物已經跟著血液跑完全身了，它強到殺得死壞細胞，當然也會有好細胞因此無辜戰亡，而因為你的身體在被化學藥物攻擊著，白血球等防護小尖兵要努力努力地打仗保護你，所以第二週的你，會是抵抗力最弱的時候，最好不要外出，也要對各種外來的病菌能避則避，若出門一定要帶著口罩、穿著保暖，不然非常容易被各種壞細菌落井下石一起來傷害你，那恢復速度就會更慢。到第三週抵抗力會漸漸回復、對化療副作用造成的恐懼感則會降低，你會有幾天覺得比較舒服，所以，means you are ready，第二十一天，抽血檢查指數合格的話，Here we go again。

好的，回到頭髮。當時護理師平靜地建議我，我平靜地聽了進去，然後有一天先把頭髮剪得跟虎哥差不多短，是帥哥來的，我好多年沒有剪過把耳朵露出來的髮型了，剛剪完那陣子覺得自己跟鄭秀文差不多潮，也還是會使用各種髮箍、髮夾等飾品，直到第一次化療完的某一天，我目前已經無法清楚地記得是第幾天了，某一天，我照常起床後洗澡、洗臉、洗頭，我跟平常一樣用洗髮精洗頭，但從頭上放下來時，手上卻多了一把頭髮。

那感覺觸目驚心，我被嚇壞了，我嚇得大哭，大叫虎哥，我蹲在地上，

手上抓著那把頭髮，只會哭，說不出任何話。

我知道，我知道，衛教做了，網路上的文爬到都會背了，知道會掉頭髮，但，第一次親眼看到手上大把大把的頭髮，還是蠻讓人無法鎮定的。

稍晚平靜了點後，我就開始研究頭巾的綁法，我不要去買那種縫好頭型、一看就知道是病患專用的頭巾，我上網狂研究，也跟好友說了這件事，她傳來了大亨小傳裡 Carey Mulligan 用頭巾綁出的各種美麗造型，我也試著綁綁看，感覺好多了，覺得復古優雅，而且很像 Carey（哪來的自信），當時真的覺得開心，於是就把綁了頭巾的照片上傳到個人的 Facebook 和 Instagram，自然我是沒說明為什麼心血來潮地各種綁頭巾，朋友們也應該很習慣我喜歡嘗試不同的造型，所以得到的除了讚美，還是讚美。

只是漸漸的，不只洗頭時會掉，走到哪掉到哪，家裡隨處都是頭髮，而且頭皮的顏色越來越明顯，在家不綁頭巾的我，已經對鏡中的自己不忍卒睹了，所以我跟虎哥說我要去買假髮，這些事情他當然沒有研究也不是挺有感，我只好靠自己。網路上有經濟實惠的方式可以用租借的，也有一般造型用的假髮，可能幾百到兩三千就可以搞定，但有點怪癖的我不敢租借很多人都使用過的假髮，而造型用的，往往一看

就知道是假的，我沒有使用，因為希望自己看起來盡量的跟本來的我差不多。後來，我很幸運地找到一頂很像原來髮型的假髮，而且髮質很好，之後兩年兩輪化療我出門時都戴著它，沒有人發現是假髮，即便是跟我蠻熟悉的友人都沒有發現。

而在領到假髮的那天，我就在假髮店把頭髮全部剃光了，化了妝就像Sinead O'Connor。

戴著假髮，我每天去醫院做放療，三週做一次化療，去醫院的時候，我堅持像以往一樣，擦香膏和隔離霜，有時上點液狀腮紅讓氣色看起來比較好，休閒輕鬆的衣服也講究裡外上下都搭配，鞋襪不用說，包包帽子髮飾當然也要。護理師們說每次看到我都心情很好，因為我穿得可可愛愛漂漂亮亮，不用特別看我住哪間病房，跟著專屬於我的香香味道走，就找得到我了。

我也很得意，美甲時每次都精挑細選，有時配色跳色，有時畫些可愛的小圖案，我想，這樣的話，不管我什麼時候，萬一不小心突然身亡，我也還是漂亮的吧。不要跟我說那些醫學知識以及事實真相，我只要在嚥下那口氣之前確定自己是香的、狀態看起來是好的，這樣就可以了。

後來，我將個人 Instagram 改為公開帳號，申請了一個 Facebook Fans Page，開始分享去醫院時的穿著以及我的日常生活，本來只有朋友，後來多了朋友的朋友，後來越來越多人追蹤，並且很多人都表示喜歡我每隔一陣子換的指彩，以及每次去醫院的舒適時尚，這些分享都得到特別多 like，我的 # 公主醫院穿搭 才正式開始啟用。

幾年後，我公開罹癌並持續治療，意想不到的是蠻多追蹤者、粉絲或者我稱呼他們為甜甜圈，同時也是癌症或其他病症的患者。他們私訊我，問我假髮的事情、問我髮帶怎麼綁、並且告訴我：「我本來非常沮喪，覺得怎麼會這樣？為什麼是我？我幹嘛再打扮？有什麼意義？但看了公主你每次的醫院穿搭，我就覺得自己也不能放棄自己，無論如何，都可以起碼漂漂亮亮的讓自己心情好一點。」

此時我的回答永遠是：

「對呀，我要死也得漂亮，絕不醜醜地活著，如果這種不管如何都想要漂亮的意念，讓我給了你正能量，那，歡迎你加入我的行列，寧願美死也不要醜活。」

♡ 092 ♡

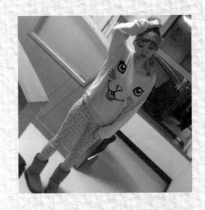

那件人生中的大事

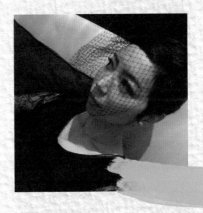

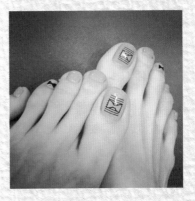

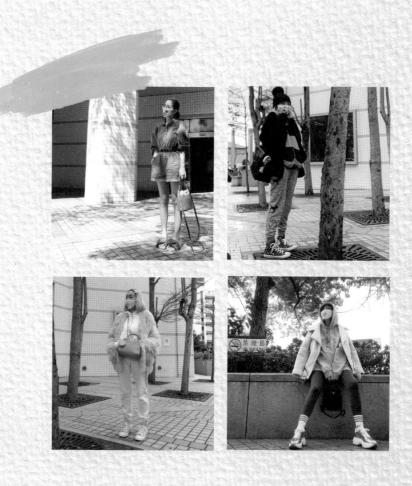

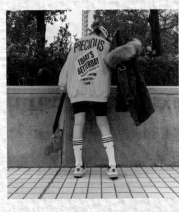

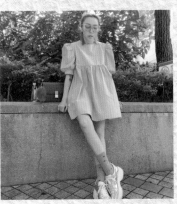

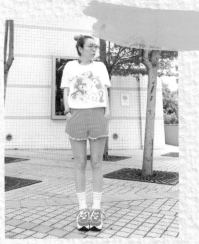

戴著假髮，我每天去醫院做放療，三週做一次化療，去醫院的時候，我堅持像以往一樣，擦香膏和隔離霜，有時上點液狀腮紅讓氣色看起來比較好，休閒輕鬆的衣服也講究裡外上下都搭配，鞋襪不用說，包包帽子髮飾當然也要。

遇到阿米

有人認識防彈少年團 BTS 嗎？我是防彈少年團的粉絲，我們這些粉絲是有名字的，我們叫 A.R.M.Y.。

有涉略 K-POP 文化的同學一定知道，所有偶像團體的粉絲都有名字，像少女時代的粉絲就叫做 SONE，BIGBANG 的粉絲叫做 VIP，其實不只 K-POP，Lady Gaga 也稱呼她的粉絲為 The Little Monsters。

二〇二〇年的七月某一個週五是定期醫院日，進了化療注射區，躺下來沒多久，護理師正在做著綁手圈、插針、量血壓等例行公事，有個頭戴著帽子的年輕美眉默默從隔間矮牆冒出來。我戴著耳機本來沒注意到她跟我說話，但聽到護理師對她說：「她的名字不是阿米，她是正萱。」

聽到關鍵字，於是我拿下耳機看向她，她聲音輕輕地重複一次：「妳是阿米嗎？」

我很高興，大聲說我是，並且立刻問她本命是誰。

我說：「我是金南俊喔！」
她說：「加油喔！」然後回到她的床上。
我隔著圍牆大喊：「妳也加油！紫愛妳！」

這真是太可愛太有情的小插曲了，看到我的包包掛著小兔子，她猜我是阿米（但以為我的本命是忙內田柾國），然後我們互相打氣。

回家後我一直惦記著那位阿米妹妹，她很年輕，看起來像是在進行初期的療程，應該蠻不舒服的，我很希望去醫院時會再遇到她，而且準備好了一隻她喜歡成員的原子筆要送她，是個超級小禮物，但身為阿米，我相信她會高興的。

於是八月再去治療前我就請虎哥幫忙，稍晚到了醫院注意有沒有看到那個妹妹。這種事雞婆百聊虎哥最喜歡做了，我們從進了醫院就一路東看西看，未果。我把最後希望放在打針的病房。

到了病房躺上床，我就跟虎哥說：「等下照例打了抗過敏我就很快會睡著，尋人這任務就交給你了！」沒想到快動作虎哥一個華麗的轉身，就去將小禮物交付完成，回來後他說，妹妹有點驚訝，但應該蠻高興的，只是她正在打針不舒服，沒辦法過來。

我滿足地隨著抗過敏藥效發作睡著了，起來後虎哥說妹妹離開醫院前過來找我們，她問了虎哥我的名字，也告訴虎哥她的名字，她說她目前是每週一次的化療，只剩一次了，之後也會跟我一樣三週一次標靶治療。

聽了感覺到從心裡滿出來的溫暖，我真的開心地笑了。

有點慢熱、並不長袖善舞也不擅說話的我，在人際關係方面，大部分時候都是非常被動的，以前，我根本不會做這樣的事，即便它只是件小事。但我那天在虎哥的協助下做了，這才發現原來主動地問候他人，可以讓自己滿足與開心。

有趣的是，明明我交代百聊王虎哥不要隨便說我有在江湖上走跳，所以其實在和信八年，我從來沒有主動告訴任何一位護理人員我的工作是 KOL，但百聊王居然趁我睡著時告訴妹妹我的藝名，還說我有粉絲頁，跟妹妹說可以上網搜尋我，所以我沒想到，妹妹有一天真的來

粉專留言了，我們開始私訊聊天，大部分聊我們共同的摯愛防彈少年團，有時候聊一些喜歡的音樂和藝人，後來也才知道，妹妹的確是比我小，但不是我當初設想的學生妹，她只是有張騙人的娃娃臉，而且她這次的治療，是隔了幾年後再度檢查到壞細胞才來做的二度治療。

就這樣，我真的交了一個朋友，雖然後來我們去醫院的時間都沒有重疊，所以再也沒有遇見彼此，但通過 Instagram 我看到她結束標靶後開始跟朋友外出到處去，雖然後來因為疫情緣故大家都盡量在家，但是妹妹（我還是習慣以這個暱稱來稱呼她）把日子過得很豐富，我很開心。

我的陳年摯友，她是一位……嗯，比較特別的人吧！認識了她會希望當她一輩子的好朋友，但不熟的人們，也許會不明白她有時候對於一些事情的堅持與習慣，她很溫暖，很關心他人。在跟妹妹經由 Facebook 粉專聯絡上之後，我告訴她這件事。我說，我做了一件以前絕對不會做、但是妳會做的事情，是好的事情。交代完經過我問她，好奇怪我為什麼有滿足感呢？如果是妳，妳一定會立刻跟妹妹交換聯絡方式的，然後妳也會有這種很開心的感覺嗎？

她說：「會的！這樣的事，會開心。」

個性限制了我得到開心的機會呢！老是等著被交朋友，我這些年肯定錯過很多好的事情。以後，熱情一點吧！雖然有難度，我會盡量克服心理障礙的。只是我一直以來的螢幕形象「厭世負能量 KOL」怎麼辦呢？啊，管他的隨緣吧！反正我本來就很任性，大家應該早就習慣了，是吧？

二〇一七年五月首度公開
在確診四年後

二〇一四年五月初，我跟好友們及虎哥去香港 Disney 玩，順便過生日，在那之前，我戴了半年以上的假髮，因為開了兩次刀，做了化療以及放射線治療，頭髮好不容易長長了，我迫不及待去剪髮，用極短的造型示人，大部分的朋友以為我只是大膽嘗試新髮型，其實我完成了乳癌療程，並且持續進行標靶治療中。

隔年二〇一五年，生日幾個月前發現癌細胞轉移到肺部，所以我又進行了一個化療療程，一樣頭髮掉了，又開始戴假髮，生日過後去醫院開刀，切除了肺中葉，然後繼續標靶療程至今。

現在的我覺得自己長髮沒有短髮好看，所以常常修剪，每隔一個多月就要漂色及染色，換髮色可以算是我的頭髮第二度長出來以後萌生的新興趣。此外我還是持續每三週去醫院報到一次打標靶賀癌平，每三

個月要做一次心臟、胸腔、腹腔及全身骨骼的檢查，看看壞孩子有沒有繼續在身體裡放肆。

二〇一七年的五月二日，我再一次三十八歲生日的那天，我覺得我準備好了，所以在 Facebook 粉絲頁、Instagram 及我個人的 Facebook 帳號，正式地跟大家講了我生病的事情以及大略的過程。

二〇一三年七月至二〇一七年五月間，很多好朋友、老朋友發現我突然從上海返台，關心後都只得到「身體不好在家休養」的訊息，我之所以不想說得那麼仔細，是不希望大家遇到我的時候，露出難過或不知如何是好的表情，也不希望朋友們只和我談要怎麼過健康的抗癌生活。我希望能夠儘量像大家一樣過日子，做我喜歡做的事，聊聊八卦，看到漂亮可愛的東西就分享，嚐嚐美食喝點點酒。我不是正能量充足的那種陽光個性，所以我更需要被平常心對待。

這段期間一直很感激我的家人還有寥寥幾位知情的好朋友，在那幾年中，他們都竭盡所能地幫助我，希望我開心，對我無盡容忍無限支持。我不能雲淡風輕地說治療不辛苦，或者說我很堅強一直心情很平靜，但還好有他們，我現在在這裡，還可以選擇頭髮的顏色、擔心自己變胖衣服穿起來都不好看了、定義金南俊是我想結婚的對象而朴敘俊是我的男友理想型，啊，新貨張基龍怎麼辦？他就暫時先當我的秘密情

人好了。

我也很感謝從「假公主之名、行任性之實」開始、到現在的「Scarlett aka 公主」，不管是哪個階段加入、但陪著我一起體會世界上的各種事物的甜甜圈們，你們也（常常）接收我的負能量，被強迫分享我的時尚魂，還要被我洗腦推薦好看好用的各種東西，然後聽說有圈兒的老公說我是邪教（好想放上大笑的表情符號），甚至當時還沒有公開的時候，也有幾位讀者私訊我討論髮帶怎麼綁，然後被我猜到她也在治療，然後我們交換經驗，彼此鼓勵。

二〇一七年公開後，我請大家跟以前一樣就好，問哪件衣服在哪裡買、是否又穿睡衣出門、這家餐廳好不好吃、兩道最近長大了嗎……不要叫我加油，不要請我保重，對我跟以前一模一樣就好。

現在，當然還是有許多甜甜圈會為我加油，因為二年內開過三次刀、做過兩次化療、一次放療並且持續了一百零二次標靶治療的我，身體狀況自然不如從前（雖然以前就是毛病多多的一個傢伙），小病小痛只是正常發揮，家庭常備良藥不是欣表飛鳴，而是各種止痛藥、消炎藥、胃藥、感冒藥、肌肉鬆弛劑、助眠劑以及抗憂鬱藥。止痛藥真的是各式各樣，有針對牙齦發炎的、針對筋骨痛的、日本的、美國的；胃藥有幫助消化的、胃痛時需要的各好幾種，我只要出門過夜，即使

只有一天，什麼都可以不帶但那一大袋藥絕對不能忘記。但是，目前我覺得我的心智與這副軀體共存得還可以，時不時會吵架，但整體來說還可以，所以，還是那句老話，不要為我加油，我還蠻喜歡喝點酸酸甜甜的酒，幫我加酒就好，好嗎？

Chapter Three

八年後，
我打算怎麼過日子？

人生中最好的決定之一
讓我很快樂的心臟手術

在二〇二〇的最後一天，針對我的宿疾上心室心搏過速，進行了心臟電氣燒灼術。

什麼是上心室心搏過速呢？記憶中的第一次發作，是國中的時候，還記得在操場上，我忘了有沒有做什麼特定的姿勢，心跳突然變得很快又很用力，彷彿要跳出胸腔的感覺，但很短，大概不到一分鐘，就恢復正常了。

之後再有記憶就是上班以後了，而且是二〇〇〇年以後偶爾會發生的事情，後來歸納出來，那段時間如果沒睡好或是在疲倦的狀態下較容易發生。它來得沒有規律、無法預測，所以也無法預防，只能任其讓我不適一會兒，通常躺著休息睡一下，醒來時心臟就彷彿剛剛只是夢一場似的，正常和緩地跳著。但有一次在上班時很不舒服，當時的男

友比較緊張，就帶我去了急診，那一次醫院幫我打了一種針，讓我經歷了一秒離開這世界的感覺，非常驚人。事後我問了醫生才知道，那種藥劑就是讓心臟 re-boost，一個關機重開的概念，難怪我有那一秒彷彿靈魂出竅了，可以說真的是最接近死亡的經驗。

後來幾年沒有那麼常發作，但自從我生病做完化療，在進行標靶治療的這幾年，它發作的頻率越來越高，本來是好幾年才會見它一面的，變成幾個月就會見到，在決定做心臟手術前那一年，甚至每個月都有機會發作，只要我沒睡好，只要休息得不夠，就很容易在某個不特定的時刻，心跳飛快並且像要衝出胸口，也沒有那麼容易就獲得緩解了，有時候持續一小時，跳到我連背都有撞擊感的疼痛。

有一次，就在前往醫院做定期標靶治療的途中，突然地開始了，到了醫院報到，見到鍾醫師了都還是不舒服，那天因此沒有做標靶，而是轉送到急診，護理師一量心跳說：「哇難怪你喊痛，心跳 160 是真的可能很不舒服。」後來休息了一陣子沒有什麼改善，於是就經歷了我生命中第二次的 re-boost，真的還是一樣很驚人，那一秒鐘，靈魂出竅。

後來帶了藥回家，發作時就吃一顆，稍待一會兒就會好一點，但那種藥的主治功能是降血壓，所以其實血壓本來就差不多都五十到八、

九十之間的我，一直對吃那個藥有點兒擔心，雖然不曾真的發生過什麼，但聽了幾位醫生的建議，還有當我分享心跳狀況時很多甜甜圈都告訴我去電灼燒一下，一勞永逸會比較好，因為心臟這樣狂跳（我不是在寫情歌的歌詞）也有可能暴斃的。

拖拖拉拉的我，當然是心裡想了很久但都沒有付諸實行，直到虎哥在接近年底時得到可能會外派赴美的消息之後，雷厲風行組的他就開始積極催促我進行這件事，所以我在第一次去心臟科門診時，就告訴醫生，我不要長期服藥，請幫我確認，如果適合就要進行手術。

這個手術是在脖子還有大腿靠近鼠蹊部各開一個洞，通導管到心臟，然後醫生們就找出我心臟中每每作怪的那條多餘的傳導血管，在清醒的狀態下灼燒。

第一次局部麻醉手術是在左上胸口放置人工血管，這次是第二次，所以我雖然有一點點緊張但不至於害怕，可是醫生把導管放到靜脈裡並且往心臟方向推進時，會感覺到有異物在身體內活動的神秘狀態，另外比較不舒服的就是誘導心律不整發作。

誘導前會聽到醫生說：「我們現在要測試喔，會有點不舒服是正常的。」然後就突然心跳很快，當你以為就是它的時候，醫生又重複剛

才的話，然後又感受到一個更快的，然後再來一個比較慢的，數次測試後醫生們確認壞孩子就是剛剛跳最快的那個，於是決定終結它，燒的時候從心臟裡面感到發熱還有奇怪的不適，但都還能接受，然後就宣布手術成功結束了。

一切進行得很迅速，我被推出手術室時，護理人員問其他人員我有沒有家屬，他們說沒有看到（對，那位家屬大家應該知道是哪位），過了一陣子還是沒有人來認領我，所以只好把我推到旁邊等候。直到家屬本人氣喘吁吁地跑回來被在病床上的我瞪，辯解他等了一個小時都還沒消息就想先回家餵貓咪，沒想到才剛走出醫院大門就接到電話說我好了。

總之對我來說，是相對輕鬆的一個微創手術，兩個傷口都小小的，最討厭的事情是手術結束到第二天早上六點都禁止下床，所以不是要插導尿管就是要請家屬幫忙在床上如廁。這意味著要請虎哥幫我拿尿盆誒！這件事我真的是非常非常地在意，所以一直不斷煩護理師，問他們我什麼時候可以自己去廁所。其它則都還好，只有忘了跟護理師說我是過敏人，沒有使用特殊的膠布，所以貼膠布的部位過敏，過了好幾天還在到處癢到處抓。在醫生的強烈要求下，回家後一整週都乖乖不出門跑跳，癱在家裡不斷昏睡，去門診複診完就解禁了。

現在，真的已經不會有狂野的心跳了，想到至少目前都不用動不動就心臟不舒服就覺得——有的，有讓人快樂的手術，而做這個手術，真的是我人生中做過最好的決定之一。

睡眠障礙啊
睡眠障礙

自有記憶以來，我就有睡眠方面的困擾。

也不是說身為小朋友或青少年就睡不著，而是，睡眠狀況從來就不穩定：每睡必夢、早上特別難起床、晚上比較難入睡、淺眠容易醒，不管如何就是沒辦法長期的、好好的一覺到天亮，然後精神百倍地在白天去做些什麼事。

很好睡的人都不能理解，為什麼睡個覺如此麻煩，我們這種睡眠障礙者，肯定睡前要有點什麼所謂的「儀式」：環境要不太冷不太熱、床要不過軟不過硬、燈光亮度一定要依個人習慣設置、躺上床前可能要噴點什麼味道在枕頭上、或者看多久的書，做足一切有時候還不見得能睡著，就算睡著了也會一直不安穩地做夢，萬一床伴是打呼很大聲或是會說夢話磨牙的人，那就更增加了安睡的難度。

在睡覺方面我跟虎哥就是極端的對比，我有睡眠障礙，虎哥則是躺在床上如果三分鐘還沒睡著，就會跟我說「筆鼻我好像失眠了」，但再轉頭看他時已張嘴昏睡過去的那一類型。他每天早上起來都活力十足，相反的我則是「請先不要跟我聊天我還不想說話」。以前他常常一起床就被我罵，然後我很生氣地再也睡不著，他也很生氣地出門上班或打球。經過了這十年的磨合，我們現在已經可以在同一張床上依照各自習慣且不打擾對方（主要是他打擾我啦）的平靜度日。寫到這裡，連沒有宗教信仰的我都想說句「哈雷路亞謝謝主」，或是「南無阿彌陀佛祝您法喜充滿」。

別說我被虎哥打斷睡眠生氣罵他是兇狠的太太，但我真的非常珍惜睡著的時刻，誰吵睡覺我都會大發雷霆，連家母鄭老師都曾在旁邊一直講電話，而被還只是小學生的我起來大吼飆罵過，因為她講電話的聲音像蜜蜂或蚊子一樣，嗡嗡嗡地在耳邊不停歇，導致年幼但淺眠的我，忍不住不孝地叫她不要再講話了。

本來就有睡眠障礙的人，如果在生活中遇到某些壓力或情緒，睡眠障礙的症狀會更加明顯。二十九歲那年媽媽因病過世，剛開始只是覺得很難過，常常哭著睡著，但在媽媽離開後半年，也因為工作壓力變大，我每天十一點睡著、三點醒來，醒來後就腦子不停轉，想著工作的事情。起先還好，白天喝杯咖啡提提神還撐得下去，只是這個狀況

一直持續了好幾個月，其實我當時工作是非常累的，但我想，「難道是不夠累嗎？」於是我開始下班後約朋友吃飯或是各種玩樂，也喝點小酒，大家不是說喝了酒更好睡嗎？刻意在外待到比較晚，回家後因為累或因為酒精，倒頭就睡，結果我只是從本來的十一點睡三點醒，變成一點睡五點醒，總睡眠時間還是只有四個小時左右。

我一直都是需要睡足七八個小時，才會覺得真的休息夠了的那種體質，所以，長期地睡眠不足，上班的時候沒精神、沒耐心，注意力比較不能集中，而且很容易就發脾氣，這些工作上的失誤，讓我心存芥蒂，於是晚上睡得更不安穩。

如此這般惡性循環了半年，在我方法用盡皆無效後，我決定求助身心科。當然醫生針對我希望儘快改善的失眠狀態，用助眠的藥物來幫助，但令我驚訝的是，在跟我聊過了之後，醫生判斷我有輕微憂鬱症，他說媽媽的離開，對我來說是一個很大的打擊，雖然我並沒有在媽媽一離開就產生失眠和暴食等症狀，但半年後經過工作壓力的誘導，全部都一起像地雷般爆炸了，這個就醫結果是我始料未及的，後來我連續吃了好幾年的助眠及抗憂鬱藥物，才維持了正常的睡眠以及生活。

罹癌後，因為開刀、放療及化療，尤其是化學治療讓本來抵抗力就比較不好的我，更容易大小病不斷，這個反應更與睡眠狀態直接的相

關，如果一沒睡好沒睡夠，有個固定的牙齦處就會開始腫脹疼痛，甚至痛到太陽穴，眼壓高而睜不開，接下來往往就是出現感冒的症狀。密集治療的那兩年我每個禮拜至少會因為感冒症狀去一次家醫，吃藥吃到我生無可戀，有一天發狠決定不要吃藥了，「我要靠自己對抗感冒細菌」，結果除了常見的扁桃腺發炎外，還有一次因為連續幾天沒睡好，免疫力不足導致細菌侵入顏面神經，我的左眼皮開始抽搐，接著一個左半臉顏面神經失調，喝水吃東西都會漏出來，當時以為自己餘生就要從此不能控制自己的臉部了，十分害怕，從那以後我就更重視睡眠及休息，虎哥早上起來是完全不能發出任何聲音的，我不需要他跟我親親拜拜，我只要他安安靜靜地去上班不要打斷我睡覺。

真的真的很羨慕躺下（或不躺）就可以入睡的人，我覺得這完全是天賜的禮物，是我此生最羨慕的一種能力。我曾想過如果撿到神燈，當阿拉丁問我要許什麼願望，我第一個就要許願擁有好品質的睡眠能力，第二個才是讓金南俊或朴敍俊做我的男朋友。

請尊重病患本人意願
勿情感勒索

生而為人，在長大的過程中，常常發現自己在做的不知道是不是自己想做的事，成年以後，常常發現自己在做的是自己不想做但不得不做的事，有些屬於兩廂情願，例如工作，因為有報酬所以得依著給予報酬的人他的想法走，有些屬於不情不願，例如被家人、朋友或伴侶用情感綁架，為了維持世界和平與地球運轉，都眼睛一閉牙一咬地，這樣過去了。

那些事情，可大可小，在我們的生命中一定都或多或少地出現過，這個世界上，恐怕很少完全可以避免被感情勒索的人。

但若牽涉到生與死呢？這個議題就可得嚴肅地來看待了。

前陣子看了部韓劇〈Mouse〉，故事開始於一位學者研究出由DNA

檢驗即可判定某人是先天的還是後天養成的殺人魔,而且在懷孕期就可以知道。有一個連續殺人魔的太太懷孕了,而他剛好是該學者的朋友,學者在殺人魔入獄後,就勸說魔太太去檢驗,結果她肚子裡的孩子竟然具有那種特定的 DNA,也就是依照學者的理論,這孩子長大後有 99% 的機率會成為連續殺人魔,但也有 1% 的機率純粹是一名天才。當時魔太太在研究室外遇到另外一位研究員的太太,因為丈夫投身此研究而她剛好懷孕了,所以也去做了檢驗,研究員太太得到的也是一樣的檢驗結果,殺人魔 V.S. 天才,99% V.S. 1%。

兩位人妻都把孩子生了下來,兩個孩子一個長大後變成與其父親完全不同、具有憐憫之心且感情細膩的天才(而且長得又帥),另外一位雖然父親早已於他未出生前就車禍過世,但他從年幼時就是一個冷漠、殘暴、會傷害人的孩子,長大後就開始以殺人為樂趣。

情節峰迴路轉,是相當燒腦且吸引我的一齣劇,但我的重點是,兩個孩子們,他們有選擇權嗎?

明知道以後可能是跟他爸爸一樣的連續殺人魔,但媽媽堅決要生他,他雖然善良且非常聰明,但是從小背負著父親是殺人魔的原罪被人霸凌到長大。另一位媽媽因為丈夫過世,她無論如何都想要留下與丈夫愛的結晶,但生下來的孩子卻是不折不扣的殺人魔,小時候虐殺動

物、長大後虐殺人類。

被生育到這個世界上，已經不是自己的選擇了，如果父母親不能盡全力讓孩子平安健康的長大，又為什麼要強迫他來到這個世界？

當然，這世上大部分的爸爸媽媽都是照顧孩子的，但真的很多父母親不斷地用親情綁架，試圖控制孩子們的思考模式，這種行為適可而止的話可以說是教育，但若過度強迫，甚至孩子們都成年了還是用這樣的方式，就是不折不扣的情感勒索。

許多孩子們都壓抑著自己以配合父母，至老至終。而相反的也有孩子們永遠都在情感綁架父母親。

鋪陳了這麼長，我想講的其實是「放棄急救同意書」。

我們常常在醫療劇中看到這個名詞，或者你已經在人生中有過與之交手的經驗。像我，就幫我媽媽簽過很多張放棄急救同意書，因為鄭老師說，她不要身上插滿管子不能動直到死去，我的大嬸嬸也是，她堅持放棄急救，久病臥床的她，千叮嚀萬交代她的先生也就是我的叔叔，她不要插管，並且早早地簽了同意書。

但台灣的醫療體系，還是人本主義至上，對於家屬的意向，一向比病患本人的意願更重視，因為家屬們會捨不得、會難過、會將失去的情緒出口對著醫生、醫院及護理人員，所以，即便我媽媽簽了放棄急救，我也幫她簽了放棄急救，最後，她還是插著鼻管胃管尿管戴著呼吸器昏迷了一陣子才離開的。我叔叔非常愛我的嬸嬸，他們沒有孩子只有彼此，我嬸嬸一再鄭重的交代叔叔她不要插管、不要急救，叔叔不可能不掙扎不心痛，但叔叔想尊重嬸嬸的意願，只是，第一次昏迷的時候，因為嬸嬸的姊姊在場，姊姊堅持要插管急救，甚至強勢地怪罪叔叔，兩人還十分不愉快。

昏迷了幾天嬸嬸醒來了，她一直問我叔叔為什麼要急救，並且知道委屈的叔叔是因為自己一時的心軟再加上嬸嬸姊姊的堅持，才演變至她不想要的局面，當時她腸沾黏不能開刀，化療也因為身體過於虛弱所以停止，加上一週要洗腎三次，她覺得維持生命是沒有意義的，只是活著，不是生活。於是在她一而再再而三的強調下，虛弱得都發不出聲音但見到我們每一個人都不斷重複，第二次，叔叔堅持了不幫嬸嬸急救。

嬸嬸的姊姊氣壞了，直到出殯那天，還跟我說「嬸嬸沒有被照顧好」。可我叔叔，因為嬸嬸生病，辭掉了上市公司財務長兼發言人的工作，生活的全部就是照顧嬸嬸，每天陪著她，整整兩年，最後因為尊重他

所愛的人的意願，而不被嬸嬸的家人原諒。

因乳癌移轉到肺部所做的第二次化療結束後，我跟虎哥說，沒有下次了。真的，我不要下次了，如果它再來，我們就隨便它，我要安寧治療，讓我減輕痛苦慢慢走就好，你如果硬逼我做治療，或我臨走前讓人急救我，我走掉以後會來找你算賬的。

虎哥只問我：「那如果你爸爸堅持呢？你弟弟堅持呢？」
我說：「我堅持。我才是病患，這是我的身體，我堅持。」

他不置可否，回我一句：「再看看吧。」

我跟他說：「沒有再看看吧，作為我的伴侶，你應該要在我沒有能力處理的時候，為我堅持我的意願。」

另外，我不要唸經、不要頭七二七的，我那麼怕人家碎碎念，躺在那邊都要走了你們還不放過我叫人唸個不停，我真的會跳起來踹死你再躺回去。

還有，我不要什麼家祭公祭、穿喪服、獻香敬禮的，不要搞那些。我會事先挑好音樂，你幫我找個場地，用我喜歡的元素布置一下，場內

要放滿我跟家人朋友的合照，要有我喜歡的玫瑰香（而不是檀香），
準備一些香檳和點心，請大家都一定要盛裝，最後跟我聚一聚，再把
我火化就好了。

他還是說，啊現在先不用講這些啦。

可是我很不放心，畢竟他不牢靠，還特別交代了幾位最好的朋友，告
訴他們到時候一定要幫我盯著虎哥，確保他會讓我這樣的離開。誰來
說都一樣，就算我不孝無情吧，但我真的不想再化療了，我也真的不
要插管急救。

不要情感勒索我。

而且現在正在看書的你們都知道了，甜甜圈們，記得屆時都要幫我盯
著虎哥啊！

從 34E 到只能穿
特製內衣

好奇妙，剛好是第三章第四篇文，要聊我從前 34E 的胸部。

嚴格說起來，胸部之一 A 還是 34D 左右吧，不過我也不十分確定，因為已經許久沒有涉足以前常去的 La Perla、Victoria's Secret 和 Peach John 了，但她朋友胸部 B，更是一個不可考的尺寸。

也還好我十年前認識虎哥以後，就再也沒有穿過低胸或細肩帶的衣服，因為虎哥是位非常保守的老派人士，只有行為幼稚，思想言語都與他看起來和年齡不符合的外表，相反的超級符合實際年紀，甚至可說是他這個年齡中穿越時空來到現代的清朝男性。他不喜歡我穿稍微有一點裸露的衣服，剛開始是上衣，說身體一往前彎不就都看到了嗎？好，那我不穿；後來又說，裙子褲子都穿那麼短，會曝光，我就不理他了，士可忍孰不可忍，我的限度就是上半身隨你的意思，但下

♡ 121 ♡

半身我是不會讓步的。（這是什麼奇怪的堅持呢？）

總之就是這樣，我大約十年沒有讓長輩們隨意外出見客了，連游泳衣都很保守，但那是我的選擇，跟現在不一樣，現在沒得選，長輩們一胖一瘦，瘦的那個身上還有開刀留下的疤痕，而且因為開刀切除的是特定區域的脂肪，長輩 B 瘦得不甚均勻，非常偶爾還會神經抽痛，八年來，我大多時候都是穿著 MUJI 的無鋼圈可拆杯襯的棉質內衣，這還得謝謝當初我在網上狂查詢得到不吝嗇的病友分享的資訊。

La Perla, bye bye.
Victoria's Secret, bye bye.
Bikini, bye bye.
平口上衣, bye bye.
合身緊身的上衣, 都 bye bye 。

不是沒有考慮過做乳房重建，當初我想得可好了，國外有 Angelina Jolie，台灣就有我，不管外科醫生覺得腫瘤多大，而且我是兩邊都要動刀的，不如，把兩邊都切除重建吧，這樣重獲一組年輕美麗的長輩有多好啊。會這樣想，也是因為在一開始去和信的整形外科諮詢時，醫生跟我說：「如果要重建，第一個方式是使用自體脂肪填充，這個方式雖然也有可能會被人體吸收而無法完全達到想要的效果，但如果

成功是很自然的輪廓。」

然後他捏了捏我的肚皮和大腿，宣布我的脂肪不夠使用，所以要用第二個方式，使用比矽膠安全的鹽水袋。但其實不管是鹽水袋還是矽膠，放進去後會跟真人原始組織的「表現」不太一樣，也就是說，我的長輩A她因為只是非常小範圍的原位癌切除，所以長輩A還會是原來的她；但長輩B，也就是腫起來一大塊壓到時還會痛的那邊，可能是比較大範圍的部分切除，或者是全部切除。

等等，那，不管如何，我盡量保留下來的組織，會讓長輩A和B，一個擁有自然的垂度，且隨著時光流逝她會越來越接近地面，而另一位則是屹立不搖地看著她朋友離她越來越遠？

醫生說起碼穿了衣服以後視覺效果是好的，但脫下衣服後呢？我不敢想像那個畫面，我沒辦法接受。所以我當時幾乎下定決心，要做台灣的Jolie，我要主動把兩位長輩都切除，換上新長輩。

但外科醫生不肯，說我很荒謬（的確啦，當初Jolie這麼做的時候我也覺得她太極端），但醫生，我不要下半生一高一低地過日子啊！

反正醫生不肯，本人最後沒當成Jolie。我上網搜尋時找到的資訊除

了 MUJI 的內衣不壓迫，可以更換自己需要的各種厚度胸墊外，台灣本土品牌華歌爾有貼心推出一系列針對乳癌手術後需要加入矽膠胸墊的內衣。

我當然去買了，還記得是在復興北路的一個辦公大樓內，好像有兩種款式可以選擇，然後再選擇你需要的矽膠墊大小，這樣穿起來以後，視覺效果的確就像什麼事都沒發生過那樣，長輩們很合群，很一致，很好。

其實我一直都不喜歡我的 34E，胸部很有肉的人，穿很多衣服都顯胖顯富貴氣，衣服的輪廓會變得不太一樣，所以本來沒開刀前，我就有各種形式的內衣：正常包覆型的、集中型的、不強調胸線的等等，以配合外面的衣服需求選擇穿著。穿上了特製的內衣，我以為我可以穿著稍微緊身的針織衫或者會明顯看出曲線的衣服而不彆扭了，結果，更彆扭，因為款式強調術後穿著的機能，當然是既包覆又明顯 ⋯⋯ well，你知道的，胸部看起來大而且不時髦。

所以，是的，本來 34E 的我，現在穿著 MUJI 全棉內衣，一邊只有放襯墊，另外一邊的襯墊上固定了兩個不同大小的胸墊。矽膠胸墊內衣或其他款式的內衣是偶爾會穿，但漸漸不習慣，尤其居家隔離這半年來，完全沒有碰觸過他們。

如果有機會，我可能還是會想當一下台灣 Jolie，但可能需要很大的勇氣，因為醫生有提到乳房全部切除並且再造，是很辛苦的過程，需要先放擴張器到體內，將皮膚撐到可以放置鹽水袋的程度，才能再動手術放進去，然後好像還有起碼半年的適應期，也有鹽水袋短期內就破了及各種可能發生的狀況。

所以，嗯，可能要請梁靜茹到醫院現場來唱〈勇氣〉重覆一百次，我才有辦法完成療程吧。

幸好這世界上有
音樂和電影

因為喜歡時尚，選擇了它當作我的工作，我很幸運，可以做自己喜歡的事還賺錢花用（其實根本花得比賺的多）。

如果不在時尚界工作，我會做什麼呢？

可能，出版社，或雜誌社，因為我是**很多學分都重修的**中文系畢業生。但在唸書時有好幾年我還想過，要去唱片公司工作，因為我很愛音樂。

別誤會，我可沒有什麼高級的音樂素養，只是小時候學過幾年鋼琴，有絕對音感，聲音好像也還可以，當年曾經被老師鼓勵上音樂班（但天真的鄭老師認為我「應該」唸醫學院所以斷然婉拒了老師）；此外我是個很入世的流行音樂愛好者，對古典音樂無感。

大學時客串過樂團 Keyboard，但因爲我都不練習後來他們就不想理我了，自那之後就再也沒聽過 Heavy Metal，其實我最喜歡的是 Modanna、En Vogue、Amy Winehouse、Lisa Stansfield 還有 Massive Attack、Portishead、Honne 這些偏靈魂、爵士、英倫電子和 Trip-hop 的音樂類型。

國內的音樂，幾位饒舌歌手我都蠻欣賞的，從比較流行的熱狗、葛仲珊，到新生代的熊仔，還有我最愛的嘻哈詩人蛋堡。前幾年開始接觸了 K-POP，發現南韓真的很多音樂不錯，總體來說我喜歡 Low-fit、Synth-pop 或者人聲很療癒的類型，像 OOHYO、Heize、BOL4 都是我播放清單裡的首選，當然我的精神支柱 BTS 的音樂，更是有些特別的時候會特別想聽到的旋律。

心情煩躁時、感到無聊時、想要 cheer up 時、感到開心時，我都會聽音樂。從小學買的第一個專輯 Wham / Make it Big！開始，到後來的幾千張 CD 現在都捨不得丟掉，線上音樂系統 Spotify 也有公開分享的播放清單給對音樂也有興趣的甜甜圈們 Follow。

音樂對我來說，是呼吸一般的存在。

而常常有甜甜圈問我，心情低落的時候是如何排解情緒的。我的

唯一答案就是看電影。我最喜歡的導演是 Guy Ritchie、Quentin Tarantino、Martin Scorsese、Wes Anderson 還有 Sofia Coppola，當然還有很多電影不論導演演員，題材本身就很吸引我，我對電影的需求，可以說是飢渴，而且不能中斷。

從上面的名單來看，可以說我其實看電影並不算有藝術品味，但我對電影是有著強烈個人喜好的。我不怕人爆雷，也不在乎人家對電影的評論，所謂「好看」、「不好看」很主觀，我必須要親自看完才能決定我個人的感想，而這些感想，我不求有很多共鳴，但如果遇到了同好，我也會開心得跟對方一直討論。

為什麼是電影？在其他篇章裡我曾經說過，因為想要忘記自己的事情，最快的方法就是進入別人的世界、投入別人的故事，起碼在電影播放的那兩個小時中，會忽略真正擁有的腦和心，於是思考與情緒都會隨著別人的故事走，忘卻自己的事，現實中的煩惱和感受就暫時的被放在旁邊了。可是電影會落幕，會再度回到自己的人生，也許那兩個小時讓了你跳脫原來的狀態，思考的內容有了新的方向；也可能從別人的故事裡走出來後，還是立刻回到了現實生活中自己的窘境，但起碼，那兩個小時裡，你做的不完全是你自己，你肯定有稍微緩緩。

心情不好時我聽音樂嗎？不，我看劇看電影，而音樂，彷彿是血液中

的某樣成分，一直在那裡，有時候用它、有時候不用它。

幸好這世界上有音樂和電影，許多許多的時候，我因著它們而存活下
‧‧‧‧‧‧‧‧‧‧‧‧‧
來。

👑

髮質是什麼
能吃嗎？

二〇一四年四月二十六日我在當時還叫做「假公主之名，行任性之實」的 Facebook 粉絲頁，放了一張九宮格照片，並且寫下了這一段話：

> 除了多年前如照片右下那個爆炸米粉頭外，一直以來我的髮型都是偏安全乖巧的，除了因為本身喜歡浪漫女性化一點，懶惰不喜花時間整理及痛恨在頭髮上塗抹造型品是主因，最多只能做到用不同的髮飾來變化。

> 今年生日，是的金牛座生日逼近，想在頭髮上來個驚人之舉。已經約了下週一去找設計師，會有多驚人呢？嘿嘿，到時候就知道了，我自己也很期待。

其實那是我在二〇一三下半年做小紅莓化療後掉髮，第一次把頭髮剃光光的時候。哪一天剃光的呢？找了我的 Instagram，我記得剃光頭的那一天，剛好收到日本代購幫我買的一個小白熊（當時我還不知道小白熊是迪士尼大學熊系列的什麼，當時我連迪士尼大學熊都不知道，因為其實我不太愛買絨毛玩具），總之，可憐的小白熊，本來也許會被取名為白雪或者小可愛之類符合他形象的名字，但因為二〇一三年十月二十四日他到我家時，剛好是我人生第一次剃了個光頭，所以他的名字是小光。我還幫小光拍了一張亮晶晶的獨照，放在 Instagram 上。

所以從二〇一三年十月底到二〇一四年四月二十八日，我都是戴著假髮出門的，不管是去醫院、跟朋友吃飯、去聖誕節交換禮物、去逛街，我都得戴著。戴假髮其實很不舒服，因為我的頭皮上只剩一點點的小髮根，少了頭髮的保護，本來就比較脆弱的頭皮要直接接觸假髮裡面的構造，做化療的時候皮膚也特別特別敏感，一點點摩擦都覺得痛，雖然我的假髮已經是很不錯的假髮，也很接近我未剪短髮之前原來的髮型，但戴假髮還是很擔心被看出來，所以比較不敢隨意搖頭晃腦，脖子也相對的比較僵直，出一趟門，有時候會肩頸嚴重痠痛，而假髮在頭上箍久了，偶爾也會引起頭痛。

二〇一四年四月二十八日，我請設計師把大約只有兩公分的新生髮，

做了專業的修剪（嗯哼，兩公分更是不能馬虎的好嗎？）設計師說我長出來的頭髮又細又軟，自然捲的程度比未掉髮前還明顯，所以我非常大膽地，就開始頂著我的 2 公分貼頭短髮行走江湖，當時，心情真的很好，因為可以自由地轉脖子、搖動，大風吹來也不怕了！而大家，不管是朋友或粉絲，都毫無疑問地認為我是真心想要從過耳八公分的長度，剪個如此前衛時髦的短髮。其實沒有不好看，蠻好看的，我也蠻喜歡的。但還是想要有多一點頭髮，這樣能戴的髮飾及做的變化更多，所以我就慢慢地留長。

那句話怎麼說的？「天有不測風雲」，就在頭髮留到約莫十公分長時，在一次的例行性檢查時發現乳癌轉移到了肺。於是，雖然順序有一點點不一樣，我重操舊業地來了一遍：化療、剃光頭、戴假髮、開刀、再留長到兩公分時，再剪一次我那時髦萬分的貼頭短髮，跟超模 Agyness Deyn、Ruth Bell 還有我很喜歡的女演員 Natalie Portman 一樣。

後來我開始嘗試染各種顏色，丁香紫、松柏綠、霧霾藍、小鹿斑比、淺粉紅、淺白金、霧石灰，除了我不喜歡的橘色及紅色系，這五六年來，大部分的顏色我都嘗試過。

常常遇到朋友們看到我的髮色後說「真適合你真好看，但你的髮質維

持得很好誒，你怎麼辦到的？我好怕自己髮質變差，每次想嘗試看看後來都放棄。」沒錯，我是會使用比較適合染後髮質的洗髮和潤髮、也會用少量的護髮產品，並且因為多次漂色完頭髮真的比較乾，我就減少洗頭的次數，這些簡單的、不花我什麼時間精神的手續，我會做，但我真的不是很在乎髮質，不，應該是說，我已經不太在乎髮質這回事了。

兩度掉髮導致不得不剃光，然後又長出來，我最大的獲得是什麼呢？

「只要不是永久性的，頭髮再長就有了，髮質不好，砍掉重練不就得了？」

髮質是什麼？能吃嗎？頭髮嘛，再長就有了。

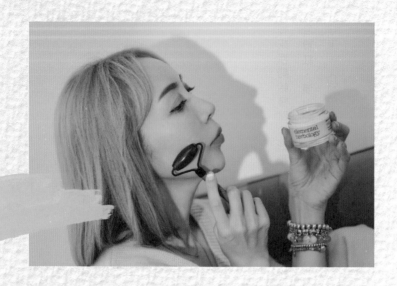

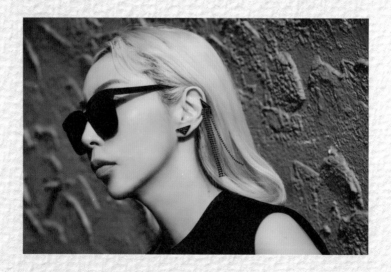

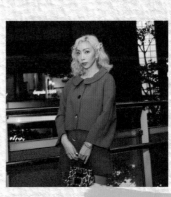

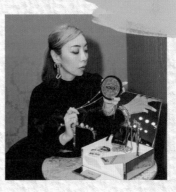

八年後，我打算怎麼過日子？

後來我開始嘗試染各種顏色，丁香紫、松柏綠、霧霾藍、小鹿斑比、淺粉紅、淺白金、霧石灰，除了我不喜歡的橘色及紅色系，這五六年來，大部分的顏色我都嘗試過。

擔心三度造訪嗎？

二〇一五年的五月，是我完成乳癌移轉之後的化療療程，及開刀切除肺中葉的復原階段，前陣子某個半夜看到了 Instagram Memory 上六年前的我，開完刀大門沒出、二門未邁的在家閉關了兩週後，首次外食的照片。

說外出也是到離家五分鐘車程的天母三越春水堂而已，當然是戴著假髮，但彼時因為兩年內兩度接受化療，我連眼睫毛都掉了許多，眉毛也有點稀疏了（其實手腳上本來有的汗毛也都變得稀稀疏疏）。一張很裸很裸的近距離臉部自拍照，讓我突然想到當時坐在春水堂裡，因為太久沒外出而覺得頭暈目眩、耳朵嗡嗡叫，但還是喝了飲料，吃了我最喜歡的沙茶柴魚豆乾，拾起久違的放風感。

記憶好像很遠，又彷彿很清晰，有時候會在某些狀況下突然冒出來，

讓我的胃有點小小抽搐。現在的我，雖然還是任性地吃喝，無法很健康地早睡早起，但每三個月一次的檢查做完，在鍾醫師說「檢查報告出來了」這句話的時候，不得不承認還是會候地微微緊張，直到一項一項的數據陸續被告知毋需擔心，才又恢復平常那個盡量不在腦子裡碰觸這件事的我。

其實，刻意地迴避，不要常常想，這樣過著即可，但還是偶爾會希望有一天鍾醫師告訴我，連標靶都不用繼續，甚至可以把左胸口的人工血管都拆除。哇，如果那天真的到來，我會不會反而想念至今已相伴八年的人工血管呢？

應該是不會，但是樂樂亮亮有幾次想起來看過我的人工血管，曾在視訊中說：「股骨，我想看一下妳身上的那個東西。」那個時候是我唯一覺得人工血管讓我有點開心的時候，因為樂樂亮亮記得跟股骨有關的事情呢！

身為 Blogger、KOL、Influencer，在公開發文中，我最不喜歡的主題就是有病呻吟了（難以想像吧？我已經控制了自己呻吟及散發負能量的次數了喔！但大家還是時不時看到，可見我實在是多麼的不正量），只是有時候命盤中的三個雙子會跑出來，讓在太陽金牛、月亮射手、上昇獅子帶領下、貌似穩定瀟灑大氣的我，用 drama 級的情緒

反撲自己。我任性地讓自己被情緒淹沒，然後想，沒關係吧，意志力如此薄弱的我，也這樣活到今天了，後來甚至還有點小野心呢，那，偶爾有病呻吟一下，應該真的剛好而已嘛。

心中不是沒有恐懼，有的，當小病小痛不斷時，會開始不安；當身體產生變化時，雖然大部份是因為做過破壞性治療再加上年紀增長，還是沒辦法篤定地接受這些生理的改變，而增加了心理的負擔；以前十年都不做一次身體檢查，但自從生病後，姑且不算那些三個月、六個月該做的一系列追蹤檢查，還曾因為各種不適做過胃鏡、聽覺、腦部斷層掃描以及其他各種各樣的檢查，我想，這就叫做「一朝被蛇咬，十年怕草繩」吧，吹的僅僅是一丁點兒微風，我整個狀態就是草木皆兵。

但是，不能一直處於那樣擔心的狀態啊，每分每秒都提心吊膽的話，還沒被癌細胞三度攻擊，自己就先因為過度憂慮而累死了。不過真的沒有辦法不擔心，只是害怕而逃避、刻意不想的。病後的生理狀態變弱了，心理狀態也跟著更需要自我照護呢！

還好還好，兩道適時地出現在我生命中，大目也一直跟以往一樣嫻靜地陪著我，當有那些恐慌的不安感強烈增長時，他們成為了唯二讓我願意勇敢與之共存的理由。三度來訪嗎？要來就來吧！但求晚一點

來，因為我想與看似少女的十六歲愛貓大目不分開地共度她的餘生，我不能先消失；至於兩道嘛……有爸爸媽媽照顧，我放心的。

所以，因為大目要活到三十歲，你這個傢伙！對，我就是在說你啊，凶惡的癌細胞，你給我乖乖在那邊再待十四年，十四年就好。

拜託了，謝謝。

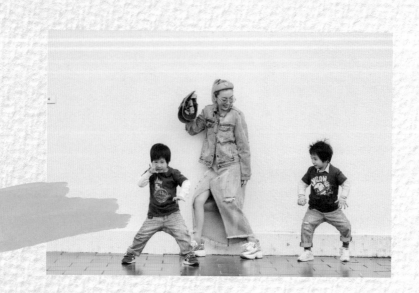

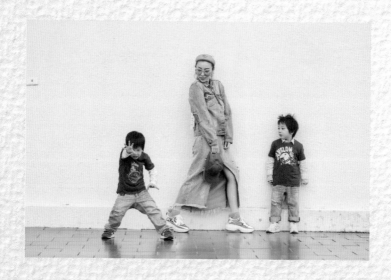

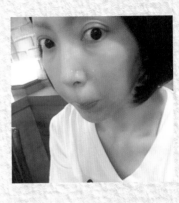

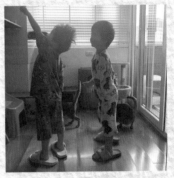

還好還好，兩道適時地出現在我生命中，大目也一直跟以往一樣嫻靜地陪著我，當有那些恐慌的不安感強烈增長時，他們成為了唯二讓我願意勇敢與之共存的理由。

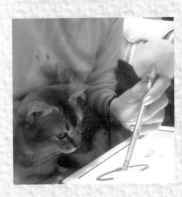

Formal Fashion Buyer
Now a Blogger、KOL、Influencer

資深甜甜圈們應該從二〇一九年開始都有感到我的變化：從比較勤快的發文發照，到認真拍攝動態的短片，每一場活動都用心參與，每個所謂的商業合作也是認真使用後才跟大家分享。二〇一九年以前如果好友閃姊不在、或她沒空出席的活動，我也不參加，後來不管閃姊要在家養胎還是帶歐莉上課，我通通先立刻敲平常習慣配合的攝影師（也就是大家常聽我掛在口中的＃哥），然後勇敢地獨自前往。去參加活動聽起來好像是沒什麼特別的事啊，而且我已經在時尚界工作這麼久了，各類型的活動應該都是家常便飯，有什麼好不敢一個人去的？但實際上我的個性蠻認生的、也有點口拙，長一張厭世臉就已經讓人覺得冷漠不好親近了，再加上骨子裡就不是天生社交好手，一個人去餐廳吃飯、一個人去參加活動，對我來說都是與以往很不同的勇敢表現，勇敢到後來，乾脆約了＃哥及當時的經紀人去米蘭和巴黎參加二〇二〇年春夏時裝周。

不得不說年紀大了體力不如從前，從米蘭第一天到巴黎最後一天待好待滿、兩週多的緊湊行程，到後來幾天真的覺得蠻疲倦的，但是，第一次不是以品牌的 Brand Manager、Buyer 出席，而是用自己的身分「Scarlett aka 公主」去這兩個我很熟悉的城市做著相同又不同的事，不管是到秀場或靜態展場，我都是非常非常開心的，從經紀人幫我拍的許許多多 Live Story 裡，我每次只要一開口便口若懸河講個沒完，可見一斑（說好的寡言駑鈍呢？）

不知道有追蹤我的大家，當時有沒有透過螢幕，感受到我那沒有因為年齡或職齡而稍減的熱情？對的，我雖然嘴硬老是說自己 Forever 38，但其實生肖屬鼠的我從一九九六大學畢業的那年踏入時尚零售界至今，已經二十五年了（我剛剛還是用計算機算的，心算覺得數字太大了），所以我實際上的年齡……噓！不准把答案說出來！大家心知肚明就好，謝謝合作。

人生是很奇妙的，生病前，工作幾乎是我的生活重心，當然我也很注重家庭與休假，但沒有孩子又晚婚的我，真的完全靠工作帶來成就感，工作表現不如預期時也會影響我的心情。

生病後，我覺得，沒什麼事情大不了到要拼了命，而命也不全是自己 100% 保證能瞭若指掌的，所以有些事就算了，有些事則多了點情感

投入，與世界衝突不那麼多了，覺得自己淡然許多。但，江山易改本性難移，稍微在想做的事情上，多做一點點，就不知不覺地做得更多，那個在工作上希望發光的我，好像還是在的，只是比年輕的時候、生病以前，圓融低調了點。

二〇一九年底、二〇二〇的年初，這些蠢蠢欲動的感覺似乎越來越強烈，我越來越希望自己能得到更多回饋與認同。回饋，是甜甜圈們或讀者們與我的互動；認同，是希望有更多的讀者願意自稱甜甜圈。

我有著一些堪稱幸福的經驗，那些跟著我一起晃啊晃、晃了幾年的資深甜甜圈們，好多位都如同真實朋友般在這幾段人生中出場機率很高，有的圈兒幽默有趣、有的則不吝惜給我信心、有的則是不管我寫什麼都有反應（這就是俗稱的盲粉嗎？）

無論如何，這些事情都讓我非常高興。

我自己是 BTS 的粉絲，我很開心我是阿米，所以我想我充分知道支持自己欣賞的公眾人物、或只是小人物，都會有些什麼樣的心情與感受。我不敢像人家說的寵粉不寵粉，畢竟我不是偶像，我就是那個活在大家身邊的、一個愛漂亮不遺餘力的、年紀不小但拒絕變老的、二〇二〇年犯太歲本命鼠年的、一生只在時尚界工作過的女性。

二○一三年到二○一九年因為甜甜圈們的陪伴，讓我從二○二○年開始想往前飆，並且在髮夾彎甩尾，於是在因緣際會下，我與現在的經紀人開始合作，經紀公司及團隊提供我更多資源及做我的軍師，所以我跨出了更瀟灑的步伐，嘗試了更多樣的配合、接受了媒體的專訪、開了線上課程當起公主老師，以及正在努力完成的二○二一最大計畫，人生第一本書。

我雖然加足了馬力、飆到底、看仔細（得兒飆得兒飆得意地飆），而且還一個華麗的甩尾就飆到紐約的尖沙咀來了，但還是一樣，只要有看到的私訊和留言，都會盡量不遺漏地回覆。如有需要，到後台喊一聲，您的時尚顧問公主就會上線，幫選擇障礙患者們給點我的想法和意見；依然和許多病友交流傾聽治療路上的點點滴滴；每每氣憤地發了殺夫文之後雪片般飛來的私訊，讓我與世上苦悶的伴侶們，都得到了宣洩和集體取暖。

還有很多還不錯的事情，在持續發生著，讓我一路狂飆而且很爽快。

謝謝甜甜圈們，謝謝一路上推我一把的朋友們，讓中年婦女的事業第二春，不但滿足了我自己，也覺得，真的，好像有時候有幫助到某些需要的人們。

是的，我是 Blogger、Key Opinion Leader、Influencer，Scarlett aka
公主，我感到很榮幸大家願意聽我說話、看我寫字。

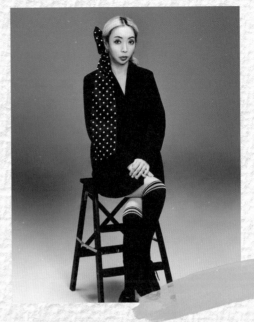

八年後，我打算怎麼過日子？

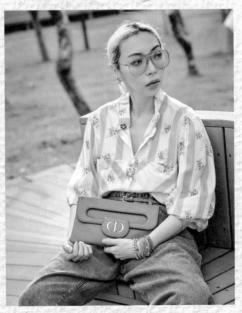

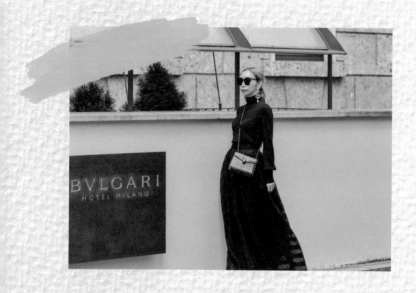

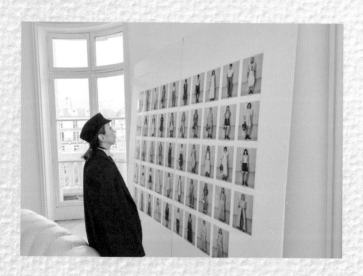

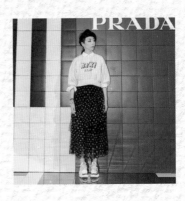

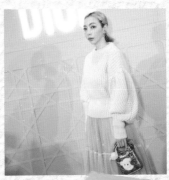

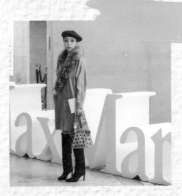

謝謝甜甜圈們，謝謝一路上推我一把的朋友們，讓中年婦女的事業第二春，不但滿足了我自己，也覺得，真的，好像有時候有幫助到某些需要的人們。

在台灣的治療告一段落
無畏地到北美洲生活

二〇二一年六月四日是我做的第一百零二次標靶賀癌平治療，也是短期內最後一次到和信，多年來只說我去醫院，從來沒有真正的說，我一直都是在和信醫院治療癌症，從二〇一三年到現在，總共八年，非常謝謝和信醫院每位親切的護理師及工作人員，還有我的精神支柱鍾奇峰醫師，他穩定又寡言，總是適時給予我方向，尤其感謝他在發現我於首次確診一年後轉移到肺的時候，很冷靜地讓我知道這不見得與前次未完成的化療有關，然後針對我對化療的極度恐懼提出了緩和治療方案，讓我撐過第二次的化療，不然我應該二〇一五年就去找鄭老師一起當小天使了。

六月四日當天我帶著出國前迷上了一陣子的小點心，向八年來幫我解決疑難雜症的個管護理師柯彤怡小姐、鍾醫師認真的助理、還有門診區及化療區的每一位可愛的護理師道別，心裡除了感謝還有不捨。

在醫院出沒八年，我從來沒有主動提過我以公開寫文為職業，醫院裡的大家只知道我很愛漂亮、我有位活潑百聊的老公，我們總是一起去醫院，所以有時候虎哥出差或者是我單獨前往做定期檢查時，每個熟悉的臉孔見到我問的第一句話一定是：「今天妳怎麼一個人來？」

如果其中有任何一位認識我的護理師你看到了這裡，請接受我的感謝，謝謝你們一直以來的照顧，我非常想念你們，並且我不斷祈禱在此地的新醫生及護理人員也都跟你們一樣好，但其實目前已到紐澤西將近一個月，我還沒有正式約到在地家醫推薦的那位專攻乳腺癌的醫生，因為癌症患者畢竟是更需要謹慎處理的病患，所以這裡的醫院在上週要求我們提供在台灣從確診到最後一次治療的各種訊息以參考，所以我們到現在還在麻煩親愛的鍾奇峰醫師，請他幫忙開出英文版的病歷摘要，還得麻煩他與病服中心溝通我的特殊狀況，因為個資隱私等等原因，我們必須要以特殊的個案處理。

其實，會一直固定三週一次打標靶這麼多年，就是因為我曾經移轉過，我的腫瘤細胞，好像是比較兇的那種，（嗯，果然什麼主人養什麼寵物）（是寵物就對了？）為了防止壞細胞有重新暴衝的機會，所以才會一直打著，而且到目前都還沒有停止治療的傾向。所以當初下定決心跟著虎哥過來，真的是一個非常瞻前不顧後的決定，不過，這不就是我會做的決定嗎？任性的我，好奇的我，喜歡一段時間就換環

境的我。

我想，八年了，在台北同樣的生活過了八年，當然因為我接觸了
KOL 這個角色並以此為目前的身分，這幾年中我也從輕輕鬆鬆隨意
分享，一步步地改變到與經紀人合作發展，省話一姐還嘗試擔任了線
上課程的講師，以及在與公司的配合中發現更多 KOL 所需的能力及
條件，進而在團隊協助下增加功力，甚至，現在美東時間凌晨兩點
四十二分，我在努力趕著希望下半年可以與大家分享的新書其中一個
篇章。只是，我覺得，來這裡，也許真的是我也想要的，因為過去的
我都只有出差的經驗，不論是到米蘭、巴黎、香港及紐約，雖然最長
的一次在米蘭待過一個月，但我一直都沒有真正的在不同語言及民情
文化的地方長期生活過。永遠的三十八歲過了很多年才做這件事，不
知道會不會太晚？年齡及我曾經被病痛及治療折磨過的身體，一定比
年輕健康的小朋友在適應方面會辛苦許多，但是，我還是蠻高興能夠
跟著虎哥過來的，因為台北的家是四年前換的，我覺得是時候到一個
不同的地方住住了。

目前我最想做的事情，就是跟甜甜圈們分享我的新生活，但我不急，
才來不到一個月，在這裡可是要待個起碼三四年的，我不急，我還
有時間，我相信甜甜圈們，一定也願意等我以對我來說沒有負擔的步
調，慢慢地探索，然後請大家跟我一起過新鮮的日子。

Chapter Four

關於我動輒得咎
的自我意識

哈囉我是女生
怎麼了嗎？

大家熟知的我，常常分享心情、生活瑣事、穿什麼吃什麼玩什麼以及想殺夫的衝動，但我從不公開討論政治、LGBTQ、女性自覺等比較「有深度」的敏感議題。

對這些，我沒有想法嗎？不能說我沒有，但我覺得，我的偏好比較複雜、也比較自私，所以我盡量都不提及，因為這類議題不管立場為何，都會引起各種筆戰，而我本來就屬於情緒比較敏感的人，不喜歡讓自己常常處於不平靜的狀態，也討厭、不擅長爭吵或詭辯，所以，我選擇不碰觸這些事情，你可以說我懦弱及逃避，我欣然接受。

現在我想破例地說說「性別」這件事。

性別，也就是男性或女性，或現在還有更多性別，那個部分我們在此

先不討論，我只想簡單的說我是女性，然後我好像雖然覺得經期很煩人，但除此之外，沒有特別不喜歡女性這個身分。

我不否認，身為女性，在男性的旁邊，我會為了偷懶而利用性別差異，比如說重物交給虎哥搬，但，他每天都舉兩個九公斤的啞鈴一百下、做一百個伏地挺身、沒事就在鏡子裡欣賞自己的肌肉，請他幫我搬搬重物，不是剛好而已嗎？不然練那麼健壯，不用在這裡要用在哪裡？我可以在其他地方發揮我所長啊，比如說我很會拔白頭髮，只是虎哥沒什麼白頭髮，我英雄無用武之地而已嘛。

但是，我就是不會也對烹飪沒興趣，還有我真的有嚴重的富貴手，別說洗碗精、清潔劑了，醫生交代我要少碰水，所以我連洗手的次數都很少，還拚命擦乳液，所以家事方面，我最喜歡掃地，最討厭洗碗。只是，如果我是一位自認為是女性不該搬重物的人，是不是就不應該排斥進廚房甚至戴手套都應該負責洗碗，不然我就只是個選擇對自己有利的方式的人，對吧？

不過撇開因病無法上班的特別狀況，我跟虎哥在一起或剛結婚時，我們兩個都有工作，我的薪水收入跟他差不多，甚至一開始我比他稍高，他跟著我住在我和弟弟合買的房子裡，水電瓦斯我不但沒跟他收過，還常常買衣服鞋子及各種日用品給他，當時的我們，工作的壓力

我沒有比較小，沒道理回家我還得做晚餐然後家事一手包辦吧？這跟性別已經無關了，雙薪家庭，本來就要一起分擔家務，因為兩個人都一樣上班賺錢，下班都很累，沒道理因為是女生，就一定要負責家裡的一切，如果男生對烹飪有興趣，他願意負責準備晚餐也很好啊，我們都不喜歡進廚房，那就都在外解決即可，也不用困擾誰要洗碗及善後了。

虎哥其實思想很老派，也許跟他的生長環境以及工作環境有關，他打球回來衣服非常臭，因為流很多很多汗，但他又很愛面子，怕衣服丟在洗衣籃裡太臭被我嫌棄，於是很多年前他就開始週末打球回來立刻洗當週的衣服，洗完還負責晾，但他有時候會抱怨「家事都是我做的」、「妳哪有洗過衣服」。

每次他抱怨的時候我不但不表達感激，反而都很生氣，別說我得了便宜還賣乖，我要說這都是他自己的選擇，他沒有理由拿這個來喊委屈，因為怕衣服臭沒面子，所以他主動去洗衣服，因為他老派不習慣使用烘衣功能，所以他堅持要晾衣服。多了烘衣功能的洗衣機，十年前買的時候比沒有烘衣功能的洗衣機，價格貴不少，我花了錢買的就是想要讓自己輕鬆點，你不會用不想用，就不能抱怨你得晾衣服。這個邏輯，合理吧？

以前跟我爸爸一起住的時候，不管是中午十二點還是凌晨三點，只要看到蚊子、蟑螂，我都只要開口喊「爸～～」，我爸就會立刻出現處理掉那些惹人煩的昆蟲，但跟虎哥在一起後，我學會自己消滅蚊子蟑螂甚至虎頭蜂，對，虎頭蜂，因為他大哥站在旁邊不肯靠近，怕自己被攻擊，所以是我用電蚊拍把誤闖廚房的虎頭蜂電死，然後用袋子緊張兮兮地把它裝了拿去丟掉。此外，因為我弟弟對電腦很有一套，以前家裡只要跟電腦有關的東西，不管是網路設定或者速度太慢，我都直接交給我弟弟處理，拿回來就是問題解決的狀態，但虎哥不一樣，我認識他之後才知道，也有男生跟電腦不是麻吉好朋友的。

那身為女生的我，是否該埋怨身為男生的他，在這些地方都不濟事？甚至結婚之後我逼他把房子從我及我弟弟手裡買下來，他才開始負擔房貸及水電瓦斯等家用的，那這些要怎麼算呢？

所以，我說著說著離題了嗎？變成殺夫的單元？

不是的，我是要說，沒錯，我會因為東西很重請男性提，因為物品位置太高懶得拿梯子就請男性幫我拿，但這能歸咎於我是在利用所謂「女性特權」嗎？也是也不是，他長得比我高，伸手就可以拿到就幫我拿一下啊，他力氣明顯比我大就讓他提一下啊，就只是單純這樣子。

所以，我是女生，我沒有想要特別強調我是獨立自主的女生，我不堅持 AA 制，你若要請我吃飯我很高興，但我也會請你吃飯或買東西給你。

我不喜歡做家事，我喜歡我先生或男友寵我，我會上班賺錢給自己花，但我生病了無法上班所以目前由先生負責我的吃住交通，其他的花費我還是得靠自己喔，虎哥是不會給我的。

我就是這樣的女生，怎麼了嗎？

性別自覺？
我更重視「個體」

性別平權、女性自覺、感情暴力、職場霸凌……這些年，隨著社會風氣的改變、大眾媒體的活躍以及鼓勵自由言論和思想的緣故，不只活躍在本就強調（但還是存在很多問題）的歐美國家，甚至在相對保守的亞洲國家，尤其我覺得在台灣，都成為非常重要的社會議題，有許多的個人以及團體，透過各類型平台及曝光管道，非常努力地推動以喚醒大眾思考其中要點，並給予生活在同樣土地上的人們，能夠減少對其的偏頗或不具科學根據之陳腐定義和評價。

哇。我不像平常的我，突然變得嚴肅起來了？這個主題要來聊聊硬一點的東西了嗎？

其實不是突然的談論，而是我本來就是對很多社會事件或文化事件有感觸或會反思的人，只是我覺得，每個人就是一個單位、一個個體，

而每個個體本來就可以依照自己的思考方式，去感受或定義自己對每件事情所抱存的想法或心態。只是，這個世界上有許多個體，他們對於自己在乎的事情，想得到共鳴的積極度往往讓他們非常主動地推銷自己的看法、立場，進而希望能有更多同溫層夥伴。對這些積極的表述，我雖不至於排斥，但程度太火熱的、尤其是很具侵略性的勸說，是我絕對不會做、也不希望被做的事情。

關於「個體存在」這件事，是我畢生都非常在意的。自青春期、我開始慢慢有獨立思考的能力以後，就對於父母過度的保護以及不給予隱私，感到憤怒。記得有一次是信件，當然一位國中生不會有什麼重要的信件，也許是朋友寫來的卡片，但看到端端正正放在書桌上的，是已經被拆開的信封，顯然內容也被閱讀過，我非常生氣但還不敢正面與我媽媽談論我的不滿，只好宣洩在無辜的家弟身上。我把共用的書房裡所有東西都亂丟，抽屜一一打開再重重關上，製造出非常大的聲響，然後氣憤地上樓摔門進房間。我忘記這件事有沒有後續發展，但我清楚地記得怒不可遏的我在書房大爆炸摔抽屜的那個畫面。

後來，我就越來越不聽父母親的使喚了，他們越希望我做什麼，我越不想做，一直在自己的腦袋和心裡醞釀著許許多多的想法，但身體被父母親控制著沒有自由的我，事實上已經從高中開始就不想唸書，只想脫離他們、享受自由。所以其實，大學聯考第一年我是沒有學校讀

的，因為當時鄭老師說：「私立大學不行、中南部要離家不行、科系沒有前景不行。」試問，我還剩下幾個學校幾個科系可以填呢？想當然爾，底子打得再好，但高中三年都在發展自己的小宇宙、不想就是我爸媽的孩子而是真正的自己、根本沒唸書的學生，怎麼可能考上我媽媽標準下可以唸的學校？

第二年、第三年，我數度離家出走，再被爸媽用盡方法抓回家，關在家裡要我繼續參加大學聯考，鄭老師已經放棄她的夢想高標，希望我有學校唸就好，這樣循環又循環，第三年的聯考已經是我媽媽哭著拜託我去參加的，她答應我如果這次也沒有任何學校可以唸，就不再逼我，我想做什麼，就去做什麼，不想上學想離開家，就讓我走。

我去了，面對我媽的懇求及承諾，我還抱著「幾年都沒唸過書了應該不會考上」的僥倖心態去了，結果命運就是這麼神奇，我居然考了個不錯的分數，有蠻多學校可以選填的，還因為作文高分使國文加重計分，被東吳中文系錄取了。

上了大學，沒有家長的嚴格管束，我的確輕鬆了許多，覺得自己總算可以決定自己的一些事情了，但後來每每回想起來，我還是挺慶幸當年不願意讓我任性而為的爸媽，逼我去唸了大學，認識了更多朋友，發展出後來的自己。不是說每個人都一定要唸大學人生才會完整，但

就我個人的體驗與結論，我是很慶幸有享受到四年的大學生活的（雖然還是沒認真上學）。

提到了這麼多陳年往事，無非只是想表達，我對於「個體」的「被尊重」是特別特別在乎的，立足在這樣的想法基礎上，我覺得，每一個個體，都不應被忽略存在性，而每個「個體」的想法，也都有被尊重的必要。

虎哥相對於我，就是一個外放強硬的個體，並且會積極地把自己的思考模式套在每一件事物上，若事情產生出跟他預設的不同結果，他就會覺得不能接受或不可思議。我最常跟他說的一句話是「你不要管人家啦」，那個「人家」可能是我、可能是大目、可能是鄰居、可能是路上的行人。我覺得，虎哥不了解別人的想法，但並沒有想站在對方立場去思考揣摩，這件事是無法改變的，但他起碼要做到不插手、不批判、尊重對方的決定，而不要試圖去用自己的想法強迫別人。這，才是我覺得對每一個「個體」起碼的尊重。

性別自覺？那是我不會去討論的議題，因為，不論性別或物種，只要是「個體」，都很重要。可以不被同意、可以不被理解，但，每個「個體」的存在都需要被承認。

Forever 38,
so what?

落筆的此時，正是我二〇二一年生日的第二天。對的，我又過了一次三十八歲生日。

我是什麼時候開始決定自己要停留在三十八歲呢？應該是四十歲的那一年吧，因為我不想承認自己已經進入四字頭的中年，而決定這個官方數字三十八其實也是慎重思考過才有的結論：三十五與實際差太多我說不出口，更遑論大家常常問我為什麼不乾脆說二十八……我也是講道德、知廉恥的，睜著眼睛說瞎話的事我真的是辦不到。自此之後，我都說我 Forever 38，非正式報年齡的時刻，我就說我 38+，加多少？不重要，重點是打從三十八歲以後，我就一直都是三十八歲了。

也許你覺得我應該像 Jane Birkin 或鐘楚紅一樣有自信，不但坦然面對自己的皺紋，還把年紀活出了驕傲、活成了榜樣，有著那個年紀該

有的美，而且是「狀態保持得真好」，讓大家覺得好羨慕，而不是這樣不願意長大，只想讓人以為自己比實際年齡年輕，這樣的行為不但毫無意義，而且缺乏自覺，不夠愛自己，簡單說來政治不正確。

的確，我不是一個政治很正確的人，我不願意變老，我平日最喜歡穿的就是各類可愛圖案的 T-shirt 以及破爛的丹寧短褲，這五年來我的髮色從灰綠、粉紅、霧紫到白金，就是沒有黑，我偶爾才長白頭髮，我敢在頭上戴各種飾品，除了帽子、髮夾、誇張髮帶還有超大蝴蝶結。

我會約五歲的兩道一起看 My Little Pony，我收集了很多 CareBears，Barbie 如果推出品牌聯名版我看到一定會買，我還喜歡跟我同一年出世的大眼娃娃 Blythe （Opps 又不小心透露了出生年分了）。

我對自己的穿著搭配挺有自信的，我覺得自己在大部分的人們可接受的範圍下穿出我喜歡的樣子，偶爾我也會在做某些事情前躊躇一下，確定這行為過得了自己這一關，我才會繼續下去，當我不確定的時候，我會問問身旁信任的好朋友，他們不會讓我為所欲為，他們知道我雖然任性、有點幼稚、對浪漫及夢幻有憧憬，但我最重視的還是面子，如果真的偏離軌道太遠，我會被拉回來的，目前生活中大致上，我想做的事情好像都還在可接受範圍內，只有一個小事情是我和好友們有爭議的，就是髮長。我知道我適合短髮，我自己也沒有很喜歡成

熟女性的長髮，但⋯⋯短髮留久了有時候真的想來個馬尾什麼的，這跟年紀沒有關係，大家都是長髮久了想剪短，短髮久了想留長，只是我好像真的不適合當一位從背後看一頭長金髮，轉頭是位 38 plus 的姊，對吧？這件事我自己其實也知道啦，但有時候就是念頭蠢蠢欲動，被好友發現時就會瞪我，叫我不要再這樣了。

聽起來，你覺得我沒自信嗎？不愛自己嗎？沒有自覺嗎？單純只是個不想面對自己已經老化事實的女性嗎？

好像相反呢，我聽起來好任性好隨自己意，還蠻寵自己的啊？村夫漁婦的話題我加入，對於自己內心的審視也沒少過；我享受物質給我的滿足，同時也追求心靈的豐富；我不自命清高，卻也不算庸俗無腦。

我很好啊。我就要永遠三十八歲，不行嗎？

你不同意嗎？

喔，老實說我也不在乎。

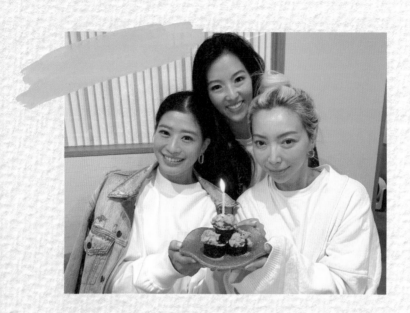

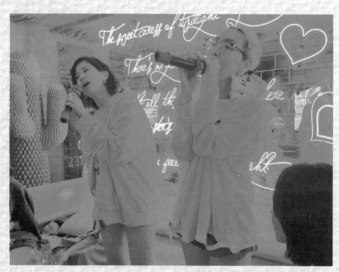

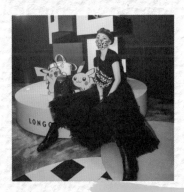

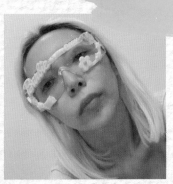

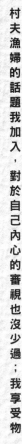

村夫漁婦的話題我加入，對於自己內心的審視也沒少過；我享受物質給我的滿足，同時也追求心靈的豐富；我不自命清高，卻也不算庸俗無腦。

我很好啊。我就要永遠三十八歲，不行嗎？

存在

我的媽媽，不是因為自己要切斷與我們及這個家的關係而離去，是因為罹癌。

我不確定如果她還在的話，我會不會跟以前一樣常常跟她鬧彆扭，因為我們兩個人的個性如出一轍，都很彆扭。但她就是我和弟弟的媽媽，就是我弟弟兒子們的奶奶。

幾年前兩個孩子剛開始學說話、開始懂事的時候，家裡的大人們都不曾主動跟他們說「奶奶上天堂了，現在陪伴爺爺的是嘟奶奶」。雖然我跟他們說了，卻因為他們還小所以不太理解、甚至覺得困擾：「我們常常見到奶奶啊，為什麼股骨又跟我們說奶奶上天堂去當小天使了呢？」

小朋友不懂很正常，不過我希望大人們能懂，因為這是一個事實。

只是上從姑姑叔叔們，下至表弟妹堂弟妹們，都以稱呼我媽媽的方式稱呼嘟奶奶，我每聽一次就猶如被人拿刀輕戳一下，覺得不舒服，覺得奇怪，覺得不可思議。

對我來說，一個稱謂是對一個人的存在的肯定，即便那個存在已經是曾經。

每個人都存在，因著不同的意義，所以，我堅持著某些稱呼是不可替代的，因為此人此事真真切切地存在過，也不是因為我一直被困於過去無法前進。

奶奶在天堂當小天使，嘟奶奶陪著爺爺，兩道可以跟爸爸媽媽姑姑姑爹一樣，叫奶奶的時候前面加個嘟，稱呼她為嘟奶奶。嘟奶奶人很好，嘟奶奶很照顧爺爺，嘟奶奶對我們都很和善；你們的奶奶個性也很單純但比較彆扭，個性彆扭的奶奶把股骨和把拔好好地照顧長大了，才有了你們。

她們兩個是不一樣的人，但都存在。

但是我們這個家的成員，一個比一個彆扭，不，與其說彆扭，不如說我們都不喜歡正面衝突、不喜歡相處氣氛不好，所以，最像奶奶的股骨我，就一直忍著沒提過，不在台灣的道爸，則是眼不見為淨的不沾鍋來著。我們會私下兩個人講得很激動，我也會對著虎哥宣洩情緒，甚至我忍不住也對公公婆婆都說過我的想法，但我們兩姊弟都不肯去、或者沒有勇氣去把我們與我爸爸的關係弄僵，也不希望這件事情到後來被解讀成「我們沒有辦法接受我爸爸與新伴侶在一起」。

後來，腦筋比較靈活的道爸說：「我們把照片擺出來吧！奶奶的照片，大家的照片，都擺出來，然後常常地告訴兩道，照片裡的是奶奶，奶奶因為生病，現在在天堂當小天使。」

道爸不愧是 Problem Solver，孩子們還真的會去把玩照片，然後問照片裡的人是誰，後來，只要問兩個孩子：「奶奶呢？」孩子就會回答：「奶奶在天上當小天使。」（順便做出翅膀飛飛的可愛動作）

有一段時間是很尷尬的，因為孩子們每天面對爸爸媽媽姑姑姑爹的時候，都很確定奶奶在天上當小天使，但爺爺帶著嘟奶奶來找他們時，他們覺得好奇怪，奶奶不是在天上當小天使嗎？

那段時間，看著孩子們迷惘的表情，我其實相當憤怒及心痛，我覺得

讓孩子們這麼小就必須在大人們的複雜及心機中生活，他們好可憐。為了這件事，也數度哭著想我是不是應該不要為難孩子們讓他們困惑，但，這樣代表我跟我爸爸多年來的拉鋸戰，即將防線崩潰，連我，都會淡化我媽媽曾經的存在。

過程我記不清了，我記得去年的某天我情緒暴走，傳了一則長長的訊息給我爸爸，內容包含別的日常恩怨，但終於我把這件事攤開、一字字地說清楚我的感覺。不知道是因為我爸是水瓶座還是因為我爸不想直接面對，他的回覆令我很傻眼，但帶點那個意思，就是我一直擔心的，會被誤解成我無法接受我爸爸有新伴侶這件事。（但哈囉，他們在一起也快二十年了好嗎？我不知道見過嘟阿姨多少次，也一起吃飯做過各種家庭活動，根本不是我爸爸說的那樣）

不管如何，我再也沒有見過嘟阿姨了，我的叔叔姑姑他們都還是正常與我爸爸和嘟阿姨繼續兄友弟恭老來相伴地過日子，但我比以前更少參加家族聚會，而這兩年的聚會中，我都沒有再見過嘟阿姨了。

雖然這不是我希望並且想要的結果，但最終，兩道不會再被混淆，他們知道奶奶就是上天堂了，當著小天使並且會默默保護他們。

不過我懷疑，兩道可能以為嘟奶奶也上天堂當小天使了，因為後來都

沒有見過嘟奶奶了，他們也太小了，不可能分辨照片中的奶奶和嘟奶奶不是同一個人。

如果真是這樣，我對嘟奶奶感到抱歉，但是，該怎麼告訴孩子們，就應該怎麼告訴孩子們，不是嗎？等他們再大一點，自然會分辨的（吧）。

我的媽媽已經過世二十年，但她永遠是我的媽媽，是兩道的親奶奶，血濃於水的，這個是永遠不會變的。

她存在，一直。

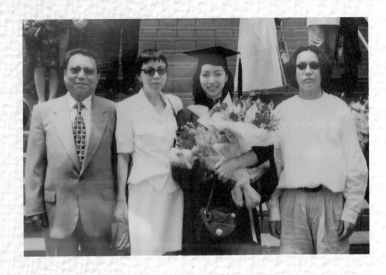

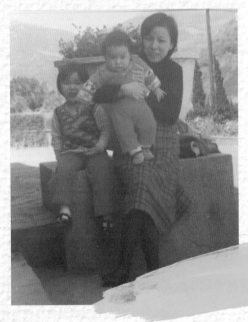

我親愛的兩道

微恐婚的我，以前也微恐孩童。年輕時，不知道要跟他們說什麼怎麼相處，孩子們也覺得這個姊姊或阿姨冷冷淡淡的，於是也不特別喜歡靠近我，我想這一切來自於我與鄭老師的相處模式。

我小的時候，其實很黏人（好啦長大以後也是），但因為個頭大，小學低年級就已經二十多公斤了，我媽又是那種骨架纖細的瘦弱女性，所以不是很承受得了我的體重，印象很深刻的一幕是有一次，我想到媽媽身上被她抱著，但一坐上她大腿，她就跟我說：「萱啊，妳太重了，媽抱不動妳，妳坐在我旁邊，我們一起看書。」小小心靈備受打擊的感覺到現在還記得，覺得媽媽不是那麼愛我，對我冷淡。直到長大了才知道很多事情，比如說二十多公斤的孩子是不輕，媽媽是真的抱不動；比如說媽媽本來就是個冰山美人，行為舉止都很優雅，根本不可能跟孩子們一起抱抱親親打打鬧鬧的；比如說媽媽一直是個備受

寵愛的少女，跟爸爸結婚後才開始學著當妻子當母親，對媽媽來說與孩子之間的相處也是門很生疏需要邊做邊學的功課；比如說雖然冰山美人的媽媽讓我覺得有點冷淡，但她其實是非常在意我的。

我跟孩童們第一次比較頻繁的接觸，始於我的第一對雙胞胎乾兒女，他們的媽媽，我的摯友咪母，是一位擁有幽默靈魂的好氣質大美人，在她懷孕時我其實不懂，也沒有什麼特別的問候，就這樣等到孩子們出來了，我才從另外一位摯友處陸陸續續得到一些訊息。關於這位很有幽默感的美女媽媽因為先生長期在中國工作，所以一人獨自照顧雙胞胎吃了不少苦，尤其是妹妹個性極度敏感、容易緊張，所以很多時候這位媽媽都非常焦慮，於是我才開始比較固定地去探視雙胞胎，除了想看兩個可愛得不得了的孩子，也想多陪陪媽媽聊天。我生病之後，雙胞胎常常來看我，也給了我很多小確幸，對此，我一直很感謝，感謝摯友咪母讓我任性地指定認養他們為乾兒女，並且我真的沒有做什麼乾媽該做的事情，就只是享受著孩子們對我的單純感情。

然後就是兩道。

二〇一三年我因為確診回台治療，當時家弟在香港工作，我完成化療後還去香港他們家住過一小段時間，後來兩夫妻因為家弟的工作又搬回上海，有一陣子道媽就回台灣待著。我本來就是個後知後覺的人，

生病了以後反應更慢，有一天我弟弟傳了訊息給我，說因為他都不在台北，沒有人陪弟媳婦去吃點好吃的，她突然想吃茹絲葵，問我可不可以陪她去。

我弟弟很少對我提出這種要求的，我當時很慚愧，覺得自己應該多關心弟妹，然後趕快約了一天，跟虎哥一起，我們三個去了茹絲葵。結果，這是一個局，他們要給我驚喜，弟妹要吃飯怎麼可能沒有人陪？他們是騙我約見面，然後弟妹當面告訴我她懷上了兩道。

我真的非常開心，但又更慚愧了，怎麼是給我驚喜呢？當爸爸媽媽的你們，才應該是接受更多喜悅的，結果還貼心地給了我一個 surprise dinner。不過，真的有實感，還是親眼見到孩子們的那一刻。二〇一六年我們罕見的，連我爸爸都去上海了，全家在那邊過農曆年，因為兩道的預產期就在農曆年前後。

因為顧及到兩個寶寶的安全，雙胞胎幾乎都是剖腹產，所以兩道的出生日前一天，道媽已經住進醫院準備第二天一早開刀，我和虎哥到達醫院時，看到緊張的道爸跑上跑下，要接媽媽也要接小孩，我的內心也跟著激動，當他們兩個被推回房間，兩個小小的孩子，漲紅著臉哭著，我看著覺得生命真的太神奇了。

道爸知道我不可能生孩子了，因為年紀，也因為治療，所以都會邀請我參與兩道的重要時刻，而從兩道滿三個月開始，我就常常去上海，一待就是三週，待到我非得回台北打針的前一天，實在很捨不得離開兩道。其中，因為哥哥樂樂很認人，而弟弟亮亮比較容易相處，所以我一直都是跟亮亮睡同一個房間，如果需要陪孩子，也大多是與亮亮一起。就這樣的，我對亮亮的感情，自是跟樂樂不太一樣，因為在一起的時間相對長很多，從早上起來到晚上哄睡，只要我在，我一定是負責亮亮。

再強調一次我不是故意偏心的喔，是因為樂樂真的不要我，我抱他就呼天搶地地哭。

有一天亮亮到我房間叫我起床陪他玩，然後說：「股骨我聞到妳的味道了。」
我很緊張，問他：「什麼味道，臭臭的嗎？」
他說：「不是，是香香的，就是妳的味道。」

還有一天我在上海可能著涼了，早上他來找我，我本來說不舒服想多睡一會兒，後來看他因為沒人陪玩有點寂寞的樣子，我就硬撐起來了，那天他吃早餐特別乖，後來我回去再睡，醒來已傍晚，他哥哥正在跟媽媽吵架，他一個人乖乖吃飯，我走到他旁邊坐下，他用極溫柔

的稚嫩童音問我：「股骨妳肚子好點了嗎？」我好感動，眼淚差點掉下來，心裡想：這麼可愛的孩子，能不疼嗎？

現在他們大了，去幼兒園、上英文課、打籃球、游泳，爸媽還要帶去外面瘋玩才能放夠電，所以不像小一點的時候每天會跟我視訊，但偶爾電話響起若是道爸或道媽打來的 Video Call，我都會非常開心，而且每次一接通畫面出現亮亮笑盈盈的那聲「股骨」，總是能夠在天氣好、天氣不好或天氣剛剛好的日子，撫慰我的心。

有好幾次亮亮問我「怎麼不回上海去？」我解釋因為現在大環境的緣故，我不方便像以前一樣常常去上海看他，我也問他「那你回台北來好不好？」

有一次他說：「我們可能不回台北了，妳回上海來吧！」
我說：「不行呀！貓貓會想我，我還是要回台北的。」
他想了想說：「那妳住個兩天三天，就趕快回來吧！」

哎呦，我的寶貝亮亮，股骨聽了多開心哪。

那天剛到美國，兩道來電跟我們視訊，道爸說，亮亮突然問他：「把拔，那我們回台北家裡都沒人怎麼辦？」

爸爸問他是什麼意思，亮亮說：「股骨姑爹都不在，家裡沒人怎麼回去？」

爸爸說：「那你要回台北、還是要去美國找股骨姑爹？」

他秒回「美國」。

可愛的亮亮，不管我在哪裡，總是可以讓我感到甜甜的。

我親愛的兩道，股骨已經把保險受益人改成你們了，雖然你們的爸爸說希望我不要留債務就好，一點都不指望我，但股骨會努力為你們的未來略盡棉薄之力的。

樂樂和亮亮，要永遠快樂和像星星般閃亮喔！

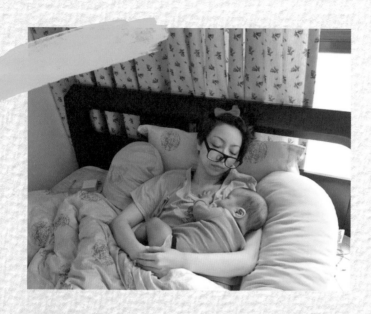

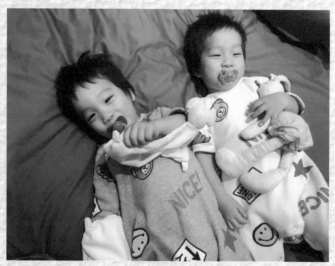

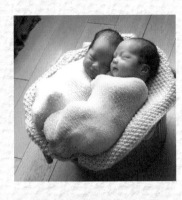

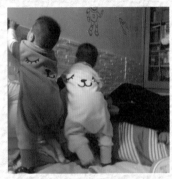

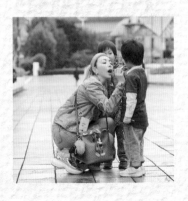

每次一接通畫面出現亮亮笑盈盈的那聲「股骨」，總是能夠在天氣好、天氣不好或天氣剛剛好的日子，撫慰我的心。

娘與娘家

從二〇〇二年開始，母親節就是個大家都去吃飯，我在家看照片的一個週日。

前幾年有次心血來潮，在母親節當天翻箱倒櫃把我爸珍藏的整櫥子舊照片，都拿出來研究了一下，發現我媽 aka 鄭老師年輕時根本就文青到不行。以前的人照相，應該都是面對鏡頭站得好好的擺些很刻意的姿勢對吧？但鄭老師有好多現在流行的側拍照，超酷的！不過不知道是不是我爸幫他側拍的啦（疑？幹嘛做這種無謂的假設？）而且還發現筆記本，都是她抄寫的一些文章詩句，難怪我們小時候都不能看電視、要跟她一起坐在書桌旁看書，原來她每天都在寫這些為賦新詞強說愁的玩意兒（但好像也不能說她強說愁啦，因為先生不在身邊，一個年輕的美人兒住在附近充滿稻田的地方，帶著兩個熊孩子還要上班，可能是真的蠻愁的）。

奇妙的是她有超多穿著奇裝異服像斗篷或希臘女神衣服的照片，彷彿變裝派對或者表演的造型，看來她年輕時比我更注重 Dress Code，而且她朋友好像比我朋友更愛玩主題趴，我們這些小輩們根本就得甘拜下風。

每次放出鄭老師大學畢業照，大家都問是不是我的畢業照，甚至根本不疑有他地就自行判斷影中人是我。可見我跟鄭老師有多神似。而我永遠記得，我們一家人坐著禮儀公司的廂型車，要跟媽媽一起去她身後的住處，當時我爸爸坐在第三排，我坐在第二排，他抓起了我的手，看著看著說：「妳跟妳媽媽的手，一模一樣。」連跟我媽認識三十五年的家父都這樣子的觸景生情了，我想，我真的應該是跟我媽一個模子刻出來的無誤。

媽媽算早逝吧？當年，我才二十九歲、她才五十五歲，她跑掉得真的太早，我根本還是個玩心很重的孩子，某天 Back-up 就突然不見了，持續很多年我心裡會有點埋怨她比我還任性，把我生下來才二十九年就拋棄我，實在太不負責任了，當然這不是真的埋怨，而是想媽媽的我，希望能夠撒個嬌的那種小孩子鬧脾氣。後來好不容易結了婚，不像人家吵架可以回娘家、過年可以回娘家、不開心就可以回娘家，我雖然是可以回所謂的娘家把門鎖起來（然後虎哥會一直在外面按電鈴按到我發瘋），但那就是我以前住的、這世上僅存的還有媽媽痕跡的

一個家，只有痕跡，沒有生人。

媽媽過世這二十年，本來過年時因為都跟道爸一家人約好，初一的時候就跟我爸爸一起吃飯，全家團聚之餘也當我順便回娘家，所以感覺是還算熱鬧的、有過年感覺的。直到今年因為疫情緣故，道爸沒有帶著兩道回台北，我才突然覺得過年很寂寞，尤其初二，社群上、新聞裡、到處都有著台灣各地的女兒回娘家，我卻沒有娘家可回，只好與虎哥過著跟平時放假沒什麼兩樣的日子，沒有什麼溫暖的家庭團圓，也沒有媽媽可以訴苦撒嬌。

娘在哪兒，家就在哪兒，沒有娘的家，也就不太算娘家了。

今年初二的寂寥，還好靠著熊麻吉家族都在回完自己娘家後，帶著他們的小可愛來了我們家，陪我度過了一年中，最任性的中年婦女最想媽媽的兩天之一天，讓我很盡興地，晚上十二點三十就進房間上床，一點入睡直到隔天早上八點第一次醒來。

再度謝謝好朋友們願意將生命中珍貴的每一刻與我共度。

娘啊娘，還好我有弟弟和這些個好朋友，雖然想妳，但不至於悲傷過年。不過，母親節就沒辦法了，我認命了娘。

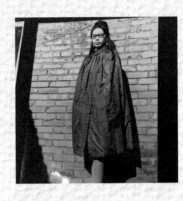

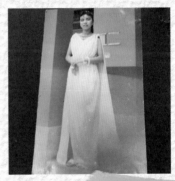

娘在哪兒，家就在哪兒，沒有娘的家，也就不太算娘家了。

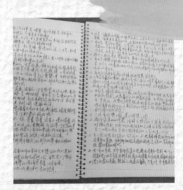

假公主之名
行任性之實

叛逆不羈的態度、微自閉、能不與人對視就盡量躲開，不穿公主裝的時候就非常愛要帥，常常放空則是為了矯正過分敏感導致的喧鬧思考，結果⋯⋯好像矯枉過正了，現在腦筋很不靈光。

不過，請不要意外，我一直都是這樣的。

會穿澎澎裙、細高跟鞋、身上很多粉紅色與卡通圖案；也會全身黑、率性短靴、貌似冷酷。有些人也許表裡一致地正向開朗或頹廢萎靡，我則是有著比較不同的幾種特質，有時會因此感到衝突，自己都覺得自己有毛病。

聽說我出生五個月就長牙、八個月就走路、十個月就會啃雞翅膀，一歲就會跟著電視唱歌跳舞，小時候因為皮膚白、眼睛大、頭髮捲，去

外面每個人都問我是不是外國人，因為長得像洋娃娃。

好像挺聰明可愛又智慧蠻早開的齁？

可是我有深刻的印象，奶奶從我三四歲開始就叫我傻大姐。皮的時候，奶奶有時候氣起來，會唸我「你這個傻大姐，就沒有你弟弟古靈精怪，他精明多了。」

但是從幼稚園到小學甚至國中，我都是同學中最引人注目的，因為我會帶動唱、會演講、朗誦、聲音適合當司儀，又是絕對音準，會彈琴，記性好，字寫得不錯，在美術方面也算有點敏感度，還是個活潑好動、各種球類都愛玩一下的女孩子。國小中年級就參加樂隊，高年級是樂隊指揮，每天早上升旗典禮開始前，我要拿著指揮棒帶樂隊進場，然後指揮他們演奏國歌、國旗歌。

很優秀啊聽起來，不只成績好，還多才多藝。

所以我記得，國中時去小學同學們直升的實驗中學園遊會，很多人看到我都說：「妳就是那個覃正萱？他們都說妳像公主啊，妳又不像！」

嗯，沒錯，國中開始我就不聽鄭老師使喚了，自我意識逐漸高漲，她

覺得我是少女就要穿可愛的裙子，我偏不，一直到竹女畢業，我都很叛逆的。裙子腰捲好幾折，襯衫和夾克一定要捲袖子，書包不能裝太多東西還要白白的（哇很久以前就知道仿舊這種事情了），學校規定不能瀏海我就偏要偷剪瀏海，到了高中則乾脆剪很短。

當時的我，才不想當什麼公主不公主的，我要自由和率性好嗎？

總之過了多年，我好不容易把自己嚮往的率性和公主的本性做了適當的調和，而一步步變成了一個知道自己不能很任性，但真的是蠻任性的；打扮像公主，但嚴格卻寵我的媽媽早就不在了沒人可以撒嬌的非公主。

然後呢？沒有然後。

我就是很認識自己的一個人，很瞭解自己的缺點、弱點和擅長的事。一般的事情，做不到的時候，其實就是我沒有盡力或不想盡力去做。我都說自己「假公主之名，行任性之實」。雖然如此任性，但我不確定我算容易放過自己還是不容易放過自己，常常徒增煩惱的胡亂思考，有時候覺得自己實在很麻煩，也覺得當自己的父母親真的很辛苦。

算他們倒楣啦真的，我的爸爸媽媽，喔！還有我弟。（虎哥一定很想

舉手跳最前排說最可憐的是他，但我不接受）

對了，很多人好像還不知道這句我曾經拿來當作 Fans Page 名稱的十個字到底是什麼意思。假，在這裡是「藉著」、「利用」的意思，假公主之名行任性之實，就是假藉著被稱為「公主」，大大方方地一直耍任性。

所以，不是假公主，真的是公主。只是公主的優雅、有禮、知進退、大器，我都沒有，我就只是一個任性的傢伙，連年齡都任性地自作主張停在三十八歲。

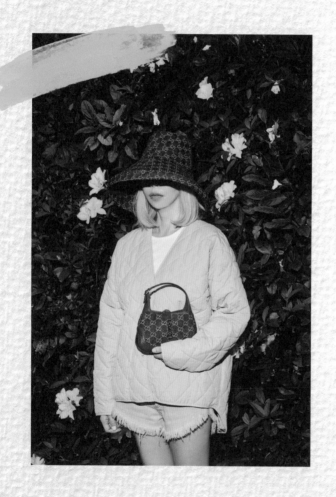

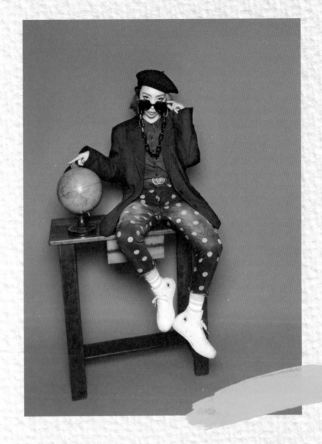

不是假公主，真的是公主。只是公主的優雅、
有禮、知進退、大器，我都沒有，我就只是
一個任性的傢伙，連年齡都任性地自作主張
停在三十八歲。

我的蔥就是
你的花生或堅果

去年的某天，晚上感到不是太有胃口，但又必須要進食，於是就在我賴以維生的 Uber Eats 上挑選了一家豆漿店，點了豬排蛋餅及鹹豆漿不加蔥。

打開豆漿的時候，我看到一點一點綠綠的，本來只是跟平時一樣抱怨一句：「不是說了不加蔥嗎？怎麼還是加了。」

但那天在一筷子一筷子把細小的蔥一個個挑出來的時候，我突然怒不可遏，覺得這不是「只是一點蔥有什麼重要的」，而是「我清楚地備註了我不要加蔥，為什麼不尊重我」。

對的，這其實真的可以沒什麼大不了的。

因為我雖然討厭直接吃到蔥，所以我一個人的時候吃的東西，都會要求不加蔥，但蔥入菜是沒問題的，大家一起吃飯的時候也不用特別關照我，我和蔥的恩怨我自己會處理。

但是，常常在點餐的時候，說了請不要加蔥也答應我了，上桌了還是有蔥；飲料要求常溫結果來了去冰，要求去冰結果來了幾塊冰；問了辣不辣說不辣，但是明明就是辣的。

在餐廳通常還好，可以試著請 Server 幫忙處理（雖然大學時在餐廳打工的家弟常常說我這樣可能會被「加味」），但外送來了以後發現有出入，我通常不想太麻煩而默默接受。

「因為這沒什麼大不了的」、「是小事」。

感冒不能喝冰的，所以我只好把飲料放在旁邊，改以白開水代替搭配食物；吃辣我會胃痛，所以就全部給虎哥，我另外想辦法；有蔥呢？有幾個我挑幾個，挑完再吃。

虎哥以前經常為了這樣的事情罵我，說我難搞、挑嘴、毛病多，覺得我很麻煩，但那天挑著挑著我突然想到，如果吃堅果會嚴重過敏，我備註了請不要加堅果，而食物來的時候有堅果，我誤食了。那怎麼

辦？

是，也許這樣比喻有點極端，因為的確嚴重程度是不一樣的，一般我們都會用不同的態度來看這兩件事。但是換個角度想，餐廳怎麼知道我會不會吃到蔥就昏倒？如果我就是一個罕見的「蔥毒症候群患者」怎麼辦？

人們常擅自忽略某些自己覺得不重要的事，但是，對你來說不重要，也許對我來說非常重要。我誤咬到蔥就會一陣反胃而且好幾個小時覺得不適，愛蔥的你可能沒辦法想像。你沒辦法想像沒關係，因為每個人本來就不一樣，只是我已經請你幫忙注意不要幫我加蔥，為什麼你就不在意我的請求呢？

說得那個一些，其實可以扯到尊重、不敬業，但這件事情通常的處理方式都是「算了」。不過我常常想，如果你是不知者而做了，我可以理解並接受，因為你根本不知道我非常不喜歡那個東西，但我說了喔，我說了嘛！你為什麼沒當一回事呢？

生命中有好多好多事情是這樣，不只是蔥，人與人的相處也很多這類「不在意」。想到這裡讓我又懷疑：到底是我太多需要配合的地方，還是你太不在意我的發言？

但這世界上充滿著不在意他人感受的人、擅自以自己的標準判斷事情重要性的人、或者覺得自己很忙所以忽略他人費心提醒幫忙注意的人,所以對事情喜好比較明確的人,生活著生活著,就會常常產生不順心、不滿意、或抱怨,但僅止於此。小小的自己,微不足道的需求及情緒反饋,對宇宙及世人是毫無影響力的。

所以,情緒好的時候,我就慢慢地把蔥挑掉、冰塊舀出來、辣的給虎哥,然後然後再開始進食。只是去年的那天,我可能剛好諸事不順,所以這個豆漿店的熱豆漿裡的蔥,讓我想到了堅果或花生,以及關於尊重的問題。

從中文到英文
我的名字都很繞口

我姓覃，日月潭的潭去掉三點水，讀音為ㄑㄧㄣˊ。名字是正當的正，萱草的萱，對，草字頭下面一個宣傳的宣。

「所以小姐您的訂位大名是秦……潭……正……萱，對嗎？」

「不是，是覃正萱，日月潭的潭去掉三點水，念ㄑㄧㄣˊ，秦始皇的秦那個發音。」

「喔～不好意思啊，我中文造詣不好，不會唸，以前應該多讀點書的。」

「不要這麼說，這是破音字所以幾乎沒有人會念，是我的姓太奇特了。」

喔對了，我有說過我真的很不喜歡訂位嗎？不是因為我喜歡耍大牌，讓別人訂好位我享受，而是真的，每次訂位，都要花特別久的時間解

釋我的姓。

從小到哪裡就都是這樣的，如果在排隊要叫名字，只要聽到唱名的人突然沒有聲音，或者安靜幾秒鐘後冒出「潭正萱」、「蕈正萱」、「賈正萱」、「潭芷宣」甚至直接親切地呼喚「正萱」，嗯，對，其實他剛剛一沒有聲音的時候，我就知道，下一個肯定是輪到我了。而且，不管他怎麼念，我都會走過去表示，我就是你在找的人。

幾十年了，解釋得太累了，所以，我放棄掙扎，覺得反正也許我與此人此生只會有這幾秒鐘的交集，我真的不用花幾分鐘的時間，來讓大家都尷尬，然後我們又要上演「不好意思我的中文造詣不好」這個橋段。

但是，這只是發音的部分，其實「覃」本來就屬於少見的字，所以甚至在寫的方法上，我也遇過千奇百怪的各種 AABB。

上面提到的琴正萱、秦正萱、覃芷萱、賈正萱、蕈正萱、草字頭搬家放在第一個字、第二個字的都有，反正就是這些字元，隨大家喜好而組合，只要不會影響到正經事，我早就見怪不怪了，有時候還會被前所未遇過的新奇寫法，而真心感到有趣地笑出來，例如有一兩次有人寫「曹正萱」，最厲害的一次，連對方走到我面前連續叫了兩聲我都

沒有意會到是我，因為他叫的是「譚正蕊」。

其實如果只有中文名字也就算了，省話一姐鼻子一摸不承認也不否認的讓事情順利進行就好，但因為鄭老師在我很小的時候就幫我取好了英文名字，不是 Mary、不是 Alice，而是當初根本沒有人會念、大多數人都沒看過的 Scarlett，這是電影〈飄〉（Gone with the Wind）女主角 Scarlett O'Hara 的名字，因為我媽媽是這部小說、電影、以及飾演女主角的美麗女子 Vivien Leigh 的粉絲，所以，我小學的時候，她就決定我要叫這個名字。

問題是，在 Scarlett Johansson 出演漫威角色 Black Widow 黑寡婦而廣為人知之前，別說在台灣沒人聽過，我連出差到國外都常常被「Excuse me and you said you are …… ?」

是的，中文名字要解釋半天，英文名字講出來也沒幾個人一聽就get，當時的我在自我介紹這個部分，簡直是全世界碰壁，所以開始出差一兩年後，我的直屬上司有一天突然說「我真的每次都念不順妳的英文名字，妳有沒有考慮過改名？」

於是我就改了。

現在覺得自己也未免太沒主見了，媽媽給我取的這麼美麗的名字，我居然因為很多人沒聽過而改了，隨波逐流到這種程度，但仔細想想，真的也不要再責怪年輕的我了，中文名字罕見又難寫，英文名字也老是要一個個單字拼給人家聽，也難怪我就這樣的，從 Scarlett 變成了 Fion。

所以，其實我在時尚零售界走跳的藝名是 Fion，後來有點想改回媽媽幫我取的名字，但顧及到長年累積的人脈以及工作關係所以作罷。在工作的時候，我一直都叫做 Fion，那位愛穿迷你裙的經理，特別不像經理的經理，被暱稱為公主的經理。

二〇一五年十一月十二日，我在個人的 Facebook 寫下了這一段話：

> 今天不是什麼特別的日子，但剛剛跟好友們聊天過程中突然決定，讓 Fion 成為過去，今天開始換回小時候媽媽給的名字 Scarlett 吧。
>
> Fion 這個名字完全因為方便工作才有的。Fion 的開心日子、不開心時刻，都留在昨天，以及過去的十五年。
> 今天開始，我是 Scarlett，很高興認識你。

所以，現在我就是那個，不管中文還是英文名字都很繞口的，覃正萱 Scarlett Chin，如果我們以前不認識，Nice to meet you，And 我很喜歡我的兩個名字。

我真的是
負能量 KOL

二〇二〇的七月，這麼喜歡 Dior 的我，錯過了 Dior Amour 開幕，因為活動當天正是我每三週一次的治療日。

不止 Dior Amour，還有很多其他的事情，我都因為必須持續定期治療，所以得調整或放棄。

疫情時代之前，每次去上海找兩道，都是掐指算了又算，擠出能待的最長日數，而且常常跟鐘醫師討價還價，從本來固定間隔三週打一次標靶延長到四週，醫師允許後才能訂機票，而且為了爭取每一天，通常都是週五打完針週六下午飛上海，回程是週四晚上班機回台北，趕週五去打針。

有時候回顧這一切，尤其是跟虎哥吵架的時候，或者覺得自己在看他

臉色過日子的委屈時刻，難免也會有著「如果我沒有生病」的種種想像，不管當時工作會不會朝著我想要的方向前進，或者婚姻關係是否會有變化，還是人生中有可能發生的其他每件事。而回神之後就只能確認那些都是想像，目前，我「只能」這樣地過著。

無奈嗎？遺憾嗎？可惜嗎？不甘嗎？

有吧，不能說沒有。

因為確診的當時，工作發展狀態是令我興奮的，也許接下來的努力會讓我不只是一線精品的中國區重點商品部門資深買手，而會晉升到更有成就感的職務；或者，也可以往 Asia Pacific Office 發展，也許去香港？在香港工作曾經是我年輕時的選項之一。

在假想的工作過程中，也許因為專注投入、也許因為我在全中國以及巴黎頻繁出差，我不再將當時婚姻中伴侶帶給我的焦慮及壓力作為生活重心影響自己，而是捨棄、或者用其他瀟灑的方式過日子，那，與虎哥吵吵鬧鬧但維持了十年的婚姻現況，也一定會不同。

也許我現在根本不在亞洲，或者回了台北，但再度進入時尚零售業擔任比以前重要的職務。

但其實，就算當時沒生病，日子也不一定會照著我想像的那些可能過下去。媽媽的事、還有我自己的事，讓我實實在在體驗了無常的人生，所以現在能做的事情，也就是只能把當下過好吧。

負能量又消極的我常常想：這麼沒意思，不如每天都當最後一天來活。但每每又怯懦地覺得明天好像還不是終結之日，就捨棄放縱自己的藉口了。

沒什麼，這通篇，就是公主日常、有病呻吟。

其實好多好多的甜甜圈與各方的朋友，都覺得我的一切令他們動容，進一步激勵了人心，有甜甜圈私訊跟我說，他要跟我一樣勇敢面對病痛及人生，也有人說他要跟我一樣樂觀，還有人把我的事情告訴他們罹癌的家人，請他們用正能量戰勝心魔，這樣才能戰勝病魔。

但是，我一直覺得這真的是一個天大的誤會，我既不樂觀、也不正面積極，我最逃避也很懦弱，所以我做不完第一次化療，我也不自覺地因為媽媽的離開而憂鬱，我甚至為了貓咪大目的先生小刀早先病逝，多年來一直非常自責，還有我的柴柴們，我想都不敢想他們，只因想起來就很想賞自己這位不負責任的飼主兩百個巴掌。我看似過得還不錯的人生，其實破破爛爛，充滿負能量，隨時結束也不可惜。

只是，當一個人、兩個人、然後越來越多的人說，他們因為我而有所得，是對他們有幫助的那種，我慢慢地覺得自己好像有一點影響力，好像因為我任性地做我想做的事情，產生了鼓勵他人過得開心一點的周邊效益。

漸漸的，當每個人說我好正面的時候，我也不抗拒了，我只說，我真的不是充滿正能量的人，我就是只是愛漂亮而已，但如果，我愛漂亮的信念到別人的眼裡變成的是樂觀及被鼓勵，那就讓這個美麗的誤會成立吧。

你看看，講起內心那些想法，我這麼多是埋怨，如此被過去羈絆，可以證明我真的是負能量 KOL，我不是亂講的。

但，我幹嘛一直費力舉證我是負能量 KOL 啊？我知道了，因為大家沒事就叫我加油，害我都不知道怎麼回應。

再次強調，我比較喜歡酒啦，加酒好不好？嗯？

我是公主，我有病呻吟：
我與可惡的乳癌和動輒得咎的自我意識拚鬥的人生

作　　　者　覃正萱／公主
主　　編　林巧涵
責任企劃　倪瑞廷
美術設計　楊雅屏
封面照片　The Milk's Studio
封底照片　Anew-Chen Visual Integration
內頁排版　唯翔工作室

第五編輯部總監　梁芳春
董事長　趙政岷
出版者　時報文化出版企業股份有限公司
108019臺北市和平西路三段240號7樓
發行專線　（02）2306-6842
讀者服務專線　0800-231-705、（02）2304-7103
讀者服務傳真　（02）2304-6858
郵撥　1934-4724時報文化出版公司
信箱　10899 臺北華江橋郵局第99信箱
時報悅讀網　www.readingtimes.com.tw
電子郵件信箱　books@readingtimes.com.tw
法律顧問　理律法律事務所 陳長文律師、李念祖律師
印　　刷　勁達印刷有限公司
初版一刷　2021年9月24日
定　　價　新台幣360元

時報文化出版公司成立於一九七五年，並於一九九九年股票上櫃公開發行，
於二〇〇八年脫離中時集團非屬旺中，以「尊重智慧與創意的文化事業」為信念。

我是公主,我有病呻吟：我與可惡的乳癌和動輒得咎的自我意識拚鬥的人生／覃正萱（公主）作.
-- 初版. -- 臺北市：時報文化出版企業股份有限公司, 2021.09
ISBN　978-957-13-9410-7（平裝） 1. 乳癌 2. 病人 3. 通俗作品　416.235　110014408

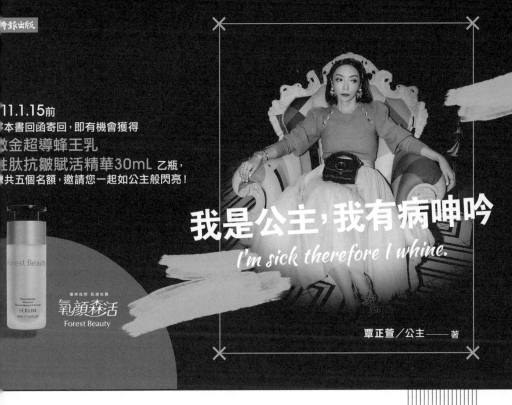

我是公主，我有病呻吟

I'm sick therefore I whine.

覃正萱／公主——著

※ 請對摺後直接投入郵筒，請不要使用釘書機。

廣　告　回　信
台北郵局登記證
台　北　廣　字
第　2　2　1　8　號

時報文化出版股份有限公司

108019 臺北市和平西路三段 240 號 7 樓

第五編輯部　小時光線　收

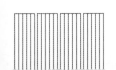

讓我們一起假公主之名，行任性之實，為自己驕傲地活一場！

把你的心裡話告訴公主，並於 111 年 1 月 15 日前寄回時報出版，
就有機會獲得氧顏森活美麗獻禮！

微金超導蜂王乳
胜肽抗皺賦活精華 30mL（市價 2680 元）

專利黃金七胜肽有效延緩光老化，抗皺修護、美肌
養成更縮時，蜂王乳五胜肽啟動抗老機制，丹蔘葉
萃取激活肌膚自我修復，神戶六甲山山泉水，蘊含
豐富微量元素，提供肌膚所需的營養，立即恢復肌
膚細緻彈潤觸感。

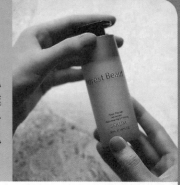

＊請問您在何處購買本書籍？
　　□誠品書店　　　□金石堂書店　　□博客來網路書店　　□其他網路書店
　　□一般傳統書店　□量販店　　　　□其他
＊您從何處知道本書籍？
　　□一般書店：　　　　　□網路書店：　　　　　□量販店：
　　□報紙：　　　　　　　□廣播：　　　　　　　□電視：
　　□網路媒體活動　　　　□朋友推薦　　　　　　□其他

【讀者資料】（請務必完整填寫，以便通知得獎者）
姓名：_____　□ 先生　　□ 小姐

聯絡電話：_____

收件地址：□□□_____

E-mail：_____

購買此書的原因：_____

_____　以上請務必填寫、字跡工整

注意事項：
★請撕下本回函（正本，不得影印），填寫個人資料（凡憑本回函可無限制投遞）並請黏封好寄回時報
　文化。
★本公司保有活動辦法變更之權利。
★若有活動相關疑問，請洽時報出版第五編輯部：0223066600#8223 倪小姐